大医释问丛书

一本书读懂
带状疱疹

主编　王西京

中原农民出版社

· 郑州 ·

图书在版编目（CIP）数据

一本书读懂带状疱疹／王西京主编．—郑州：
中原农民出版社，2018.4（2020.7 重印）
（大医释问丛书）
ISBN 978 - 7 - 5542 - 1853 - 2

Ⅰ．①一… Ⅱ．①王… Ⅲ．①带状疱疹 - 防治 - 问题
解答 Ⅳ．① R752.1 - 44

中国版本图书馆 CIP 数据核字（2018）第 036453 号

一本书读懂带状疱疹

YIBENSHU DUDONG DAIZHUANGPAOZHEN

出版社： 中原农民出版社

地址： 河南省郑州市郑东新区祥盛街 27 号 7 层　　**邮编：** 450016

网址： http://www.zynm.com　　　　**电话：** 0371-65751257

发行： 全国新华书店

承印： 辉县市伟业印务有限公司

投稿邮箱： zynmpress@sina.com

医卫博客： http://blog.sina.com.cn/zynmcbs

策划编辑电话： 0371-65788653　　　　**邮购热线：** 0371-65724566

开本： 710mm×1010mm　　　　　　1/16

印张： 5.5

字数： 76 千字　　　　　　　　　**插页：** 4

版次： 2018 年 4 月第 1 版　　　　**印次：** 2020 年 7 月第 2 次印刷

书号： ISBN 978 - 7 - 5542 - 1853 - 2　　　　**定价：** 23.00 元

本书如有印装质量问题，由承印厂负责调换

编委会

主　编　王西京

副主编　张守民　陈燕辉

编　委　王西京　张守民　陈燕辉

内容提要

带状疱疹是皮肤科常见病、多发病，常发生于春秋季节，其神经痛症状最为明显，常使人痛苦不堪、寝食难安。为了帮助患者及家属，特请长期从事皮肤疾病研究、临床经验丰富的专家，以问答的形式，通俗生动的语言向大家介绍带状疱疹的相关知识。书中所提出的问题都是患者最关心、最常见、最具代表性的。全书详细介绍了带状疱疹那些事、基本知识、发病因素、临床表现、西医治疗、中医治疗、物理疗法、特色疗法、预防和护理、相关疾病鉴别等相关内容。另外，作者还选用了 33 幅具有典型特征的彩图，以便读者对比识别，更好地把握病情。愿本书能为您答疑解惑，成为您健康人生的好帮手。

目 录

带状疱疹那些事

基本知识

发病因素

临床表现

西医治疗

中医治疗

物理疗法

特色疗法

预防和护理

相关疾病鉴别

带状疱疹那些事

带状疱疹又名蛇串疮、缠腰龙、缠腰火丹，是皮肤科常见病、多发病。在皮肤科门诊，带状疱疹的发病率在 5%～10%。在中小医院的皮肤科病区，带状疱疹患者可占总住院患者的 30%～50%。

笔者从医 30 余年，接诊的带状疱疹患者应该在 3 万人以上。与带状疱疹患者也发生了许多的故事。

 难道父亲是得了带状疱疹？

20 世纪 90 年代初，父亲终于退休了。忙碌了一辈子的父亲不习惯清闲的生活，让我帮他在郑州中药城的一家药店找了一份工作，同时，母亲也来到郑州，他们住在药店楼上的一间屋子里。

周末的一天，我去看望父亲和母亲。父亲告诉我，他得了皮肤病。

原来，父亲在感冒之后，突然感觉在左侧头面部有明显的刺痛。身为主管药师的父亲自己选择了正红花油外用，希望能够控制疼痛。谁知过了 2 天之后，非但疼痛没有好转，在他的左侧头面部还出现了数片红斑，上面有许多绿豆大小的水疱。父亲问我，他是不是因为抹了正红花油过敏了？

我仔细给父亲检查之后，认为他是得了带状疱疹。起初的感冒、疼痛也是由水痘－带状疱疹病毒感染所引起。

父亲开始还有些疑惑。随后，我给父亲开了阿昔洛韦等抗病毒药物静脉滴注，并口服了神经营养药物，配合红光照射。结果，3天之后，父亲的病情就有了明显好转。随后，又治疗了 5 天，病情就完全被控制了。

从此，父亲彻底相信了我的医术，得了病，再也"不自作主张"了。

 彻夜未眠为哪般？

那一年，我在郑州的一家医院任皮肤科主治医师。当时，皮肤科病区和中医科在一起，共有9张床位。皮肤科住院患者的管理，主要由我来负责。

有一次，从门诊收治了一位带状疱疹患者，是一位60多岁的阿姨。那天，我详细询问了发病过程，并给她做了仔细检查。主要是左侧额部红斑水疱，疼痛。特别是眼睛周围肿胀明显，眼睛不能睁开。

患者住院的那天晚上，我几乎一夜没有休息，一直在担心，她的眼睛是否受到伤害？在检查时，我并没有看到左眼内有啥问题，因为患者眼睑肿胀得厉害，我看不到患者眼内的情况。并且，我也忘记提醒患者及家属可能存在的风险。万一她失明该怎么办？

第二天一大早，我就去看望这位患者，眼睛红肿情况已经明显消退。认真检查了眼睛，除了结膜有些充血之外，没有发现其他的异常。我的内心感觉稍微轻松了一些。

3天之后，患者病情明显控制，眼睛红肿基本消失，视力也比较正常。

以后，我又接诊、管理许多带状疱疹患者。虽然有资料显示，带状疱疹可以引起患者眼睛损害，甚至导致失明。但在我的从医生涯中，还未遇到过这种严重情况。

神经根阻断麻醉疗法能治好疱疹后神经痛吗?

我在做主治医师的时候，曾经遇到过一位70多岁的老先生，他患带状疱疹，经过治疗之后，红斑、水疱已经消失。但是过了一个多月，头面部疼痛一直反复发作。曾经到省内许多医院就诊，疼痛一直未得到控制。

当时，我正在看一份资料，说是神经根阻断麻醉疗法能够治疗神经痛。于是，我就想给老人试一试。

根据解剖学知识，颈神经最表浅的位置是胸锁乳突肌的前缘与颈动脉交汇的地方。于是，我就选定那个位置，消毒后，给患者注射了利多卡因和曲安奈德混合液。注射之后，我心中还有些忐忑不安。

过了2天，患者又来找我，说他疼痛明显减轻了。我感到十分高兴，又给他做了3次注射，疼痛完全消失了。从此，我对治疗这种疼痛的信心就增加了许多。

后来，陆续又遇到一些类似疱疹后神经痛患者。但是用同样的方法进行治疗，并不是每一个人都效果理想。

 他是得了播散性带状疱疹吗?

前几天，神经内科医生请我去会诊。他们有一位患者，是一位80多岁的老人，病情比较复杂。

老人左侧头部疼痛5天，十分严重。内科怀疑是脑梗死复发，但做了CT检查之后并未发现有新的病灶。老人全身出现散在分布的黄豆到蚕豆大水疱。先后到省内的3家医院找知名专家，检查有诊断为湿疹的，有诊断为天疱疮的。曾经有一家医院的专家建议做病理检查。但这都被老人拒绝了，因为他害怕做手术。

同时，老人前发际部位有暗红色的斑块，表面有脱屑。曾经被诊断为脂溢性皮炎。

那天下午开完会之后，大约是晚上7点，我见到了患者。听了患者介绍自己发病以及就诊情况。随后，我又给他做了仔细检查。

我诊判老人是得了播散性带状疱疹、脂溢性湿疹。

因为，我最近在研读关于带状疱疹的资料，恰好对播散性带状疱疹的表现有所了解。老人首先出现发热、流涕等上呼吸道感染，随后出现一侧头部的刺痛，同时全身出现散在的黄豆到蚕豆大水疱。这些都可以用一种病来解释，就是感染了水痘－带状疱疹病毒，得了播散性带状疱疹。

随后，我给患者开了抗病毒药物、少量激素药物静脉滴注，配合神经营养的药物，同时给予红光照射。

过了3天，老人的水疱基本消失，疼痛也得到了控制。我没有想到疾病痊愈这样快。就要求再服药3天。随后，患者的疼痛症状完全消失，皮肤损害也都结痂，未有新疹出现。

后来，我给老人进行了封闭治疗，头部的皮炎症状也有了明显的好转。

 是带状疱疹，还是阑尾炎？

2个月前，外科刘主任请我去会诊，患者的右侧腰腹部长了一串疱疹，十分疼痛。

在这之前，患者已经疼痛1周了。曾经到许多医院就诊，有怀疑肾结石的，有怀疑是结肠炎的，还有医生诊断为阑尾炎，计划在第二天就要做阑尾切除术。谁知当天晚上，患者的疼痛部位出现了水疱。于是，外科医生怀疑是得了带状疱疹，请我去会诊。

我建议外科给予患者抗病毒药物、神经营养药物，配合红光照射。过了 7 天，症状已经消失。到了第 10 天，患者就提出了出院的要求。

带状疱疹的疼痛在没有出疹之前，常常被误诊为胆结石、阑尾炎、心绞痛、胰腺炎、脊柱炎、关节炎。并且有时超声科、放射科还能够查出胆结石、肾结石、骨质增生。但按照这些病来治，效果却总不太好。于是，才想到进行会诊。

通常在过了 5～7 天，皮肤损害部位出现了红斑疱疹，相关科室的医生才考虑请皮肤科医生来进行会诊。

 老师为何从日本东京发来微信？

李老师是我大学时代的辅导员，后来随女儿去了日本东京，好久未联系。前几天他突然给我发来微信，说他几天前得了带状疱疹，疼痛得厉害，当地的医生建议他使用辣椒素外用。他问我，为什么要使用辣椒素来缓解疼痛？

带状疱疹是中老年人常患的皮肤病，其主要症状就是剧烈的疼痛。辣椒素为一种天然的植物碱，局部应用对于缓解带状疱疹的疼痛效果显著。

研究发现，在神经传递过程中，有一种特殊的神经传递因子，被称为 P 物质，是引起疼痛感觉的主要因素。辣椒素可以影响疼痛传递因子 P 物质的释放、合成与储藏。辣椒素软膏外用，可以减少 P 物质的含量，从而实现镇痛和止痒的功效。

目前，在临床上使用的主要有复方辣椒素贴片和复方辣椒素软膏，而且已证实对带状疱疹疼痛有较好的镇痛作用。

李老师听了我的介绍，恍然大悟，表示自己要试一试。

最后，我通过微信提醒李老师，辣椒素可能对皮肤具有一定的刺激性，开始用量要少，以后可根据皮肤反应酌情加减。

 演员张姐为何忧心忡忡？

张姐是省豫剧团的演员，也是我认识多年的朋友。早在20年前，我还在郑州的另一家医院当医生，那时的张姐已经是一个小有名气的青年演员，偶尔找我看病，疗效不错。以后，我慢慢成了张姐的家庭医生。无论是张姐本人，还是她的家人、朋友，有了皮肤病就来找我。甚至患了其他的疾病，也让我推荐专家给他们诊治。

如今的张姐已经成了豫剧团里的领导了，对于自己的形象更加关注。前一段时间她带队到乡下演出。回来后，在她的左侧额头部位长了许多小水疱，眼睛也有些红肿，并伴有明显的疼痛。我仔细给她做了检查，认为她是得了带状疱疹。一听说是带状疱疹，张姐显得忧心忡忡。她问我，啥叫带状疱疹？病好之后会遗留瘢痕吗？

我告诉张姐，带状疱疹是一种由病毒感染引起的皮肤病。病毒主要侵犯人体的表皮组织以及神经纤维，因此多数患者在痊愈之后，可以不留任何瘢痕。

但是，在一些老年患者，以及一些免疫功能低下的患者，则可能出现皮肤组织的坏死，引起瘢痕。带状疱疹患者痊愈之后，是否遗留瘢痕，与最初皮肤损害的严重程度有很大关系。另外，带状疱疹通常创面比较大，如果并发了细菌感染，那就有可能留下瘢痕。

张姐今年刚过50岁，平素身体很健康，这次得了带状疱疹，是因为以前感染过病毒并存留在体内，由于近期连续演出、过度劳累，病毒被激发而致病。因此，通常不会留下瘢痕。

最后，我还是建议张姐住院治疗。因为得了这个病，需要好好休息，特别是要注意预防继发性的细菌感染。

基本知识

 带状疱疹是怎样一种病？

> 几年前，表妹去了遥远的澳洲大陆，目的是陪儿子读书。昨天她给我发来微信，说在她的右侧腰部突然长出了一串绿豆大小的水疱，十分疼痛。她问我这是一种什么病？怎么治疗？
>
> 我仔细看了她发来的图片，并询问了她发病的过程，认为她患的是带状疱疹。

带状疱疹是由病毒感染所引发的一种急性皮肤病。带状疱疹常常发生在成年人，随着年龄增大，此病的发病率呈逐渐上升趋势。

我告诉表妹，带状疱疹的皮疹常局限于身体的一侧，呈条索状分布于皮肤表面。带状疱疹的皮肤损害由集簇性的疱疹组成，并伴有严重的疼痛症状。通常患者年龄越大，神经疼痛越严重。

表妹今年 45 岁，属于带状疱疹的高发人群。我建议她尽快到当地的医院去诊治，以免病情迁延不愈或引起顽固性的疱疹后神经痛。

 带状疱疹这个"潘多拉"是如何被唤醒的？

潘多拉，是希腊神话中的一个美女，一个能力超强的坏女人，开始被宙斯装在了一个封闭的盒子里。后来，不小心被人给放了出来，于是出现了洪水、地震、瘟疫等灾难。

带状疱疹就像是这样一个美艳的坏女人。此病是由水痘－带状疱疹病毒（VZV）感染引起的皮肤病。VZV 通过人体的呼吸道黏膜进入血液，从而形成病毒血症，可以发生水痘或者不出现任何临床上的病症。随后，病毒可以长期待在脊髓后根或头颅的神经节内，处于"沉睡"状态。

在以后的岁月里，当人的身体受到某种刺激，如创伤、疲劳、恶性肿瘤或病后虚弱等，"沉睡"中的病毒就可能被"唤醒"。于是，带状疱疹这个"潘多拉"，就从盒子里被放了出来。

病毒通过神经纤维，到达该神经分布的皮肤区域，进行复制，于是就产生了红斑、丘疹和水疱等。同时因为神经发生炎症、坏死，就导致了剧烈的疼痛。

 哪些患者容易得疱疹后神经痛？其危害有哪些？

疱疹后神经痛，简称 PHN，是皮肤科常见的疼痛病症。老年患者，体弱多病的患者，以及病情严重的带状疱疹患者，更容易发生疱疹后神经痛。

疱疹后神经痛是一种比较剧烈的顽固性疼痛。这种疼痛发作常呈闪电样，或撕裂样。疼痛发作时常使患者不思饮食，难以入眠，生活质量明显下降。另外，多数患者可伴有出汗障碍、情绪异常，如焦虑或抑郁症等。对于此类患者，医务人员和患者家人应高度重视，给予他们更多的关注、关心和关爱。

 为什么癌症患者更易得带状疱疹？

在日常生活中，我们经常可以发现患有癌症的患者，更容易得带状疱疹，并且病情更加严重。有学者报道，在恶性肿瘤的患者，特别是霍奇金病和白血病，其带状疱疹的发病率要比同龄人高 5 倍以上。这是为什么呢？

带状疱疹最根本的发病诱因，就是患者机体免疫功能的严重降低。患恶性肿瘤的患者，免疫功能通常处于极度低下的状态，因此，他们更容易罹患带状疱疹，并且其病情也比较严重。

为什么器官移植者易得带状疱疹?

> 前几天，赵女士在我的微博上给我留言。1年前，她的老父亲曾因患尿毒症做了肾移植手术。最近老人得了重症带状疱疹，用了许多办法，效果都不好。她问我这是咋回事?

近年来，随着医学的发展，器官移植技术日渐成熟，并且也挽救了无数患者的生命。可是，凡是进行器官移植的患者，为了减少机体的排异反应，都需要长期服用免疫抑制药。这些患者的免疫力十分低下，就很容易感染带状疱疹，并且顽固难治。

另外，像系统性红斑狼疮、皮肌炎、风湿性关节炎的患者，需长期使用激素类药物，他们的免疫力通常也比较低，容易患上带状疱疹。

赵女士父亲的情况就是这样，做了肾移植手术，必须口服免疫抑制药，势必导致机体免疫力降低，这样就患了带状疱疹，并且顽固难治。

最后，我通过微博告诉赵女士，最好带她父亲来医院检查一下免疫功能，必要时可住院治疗。

 免疫功能缺陷患者得了带状疱疹，会有什么特点?

带状疱疹的发病与患者的抗病能力，特别是免疫功能强弱有很大关系。存在免疫功能缺陷的带状疱疹患者，也可以出现红斑、水疱，以及剧烈的神经痛。此外，患者还有可能出现皮肤损害部位的组织坏死、溃疡及严重的瘢痕。这类患者的带状疱疹，也可能侵犯身体的多个部位，并且病程漫长，很难消退。

曾经接受骨髓移植的患者，因为经常口服免疫抑制药，免疫功能极度低下。有学者观察，此类患者如果得了带状疱疹，有25%的人会发展成播散性带状疱疹，10%～15%的人会出现内脏带状疱疹，有5%的人可能导致死亡。

艾滋病患者得带状疱疹会有什么特殊表现？

艾滋病，全名获得性免疫缺陷综合征，是 1981 年在美国首先发现的一种传染病。这种病来势凶猛，蔓延迅速，迄今为止，患者已遍布世界的各个角落。艾滋病的主要特征就是机体的免疫功能下降，因此这些患者得了带状疱疹之后，可能会出现一些特殊的表现。

此类患者的一种表现是出现深脓疱样损害，皮肤损害为一个穿凿性溃疡，中心部位可形成结痂；另外一种是疣状损害，皮肤损害类似寻常疣样的组织突起。

患者出现不典型的临床表现，特别是疣状损害，可能与其对阿昔洛韦等药物的耐药有关。另外，在艾滋病患者中，带状疱疹引起的眼部和神经系统并发症会明显增多。

 为什么熬夜、劳累能引发带状疱疹？

带状疱疹发病的主要诱因是身体的免疫力下降。在过去，带状疱疹多见于 40 岁以上者，现在 20 多岁的患者也经常见到。这主要就是因为这些人经常熬夜，或者与过度劳累有关系。

通常，患者在青少年时代感染病毒之后，由于当时身体抵抗力强，没有发病。病毒潜伏在脊髓后根或头颅的神经节内，长期处于"沉睡"状态。但是，过度的劳累、熬夜等因素，可以"唤醒"它们，导致带状疱疹的发病。

 精神紧张能导致带状疱疹发生吗？

某物流公司的马先生，前段时间因为接了一笔大业务，每天只睡四五个小时，左腿前部出现了一簇簇一角硬币大小的红斑，上有绿豆大小水疱，火烧般疼痛。急忙去附近一家医院的皮肤科就诊。

医师在给他检查之后，认为他患了带状疱疹，并且发病和他精神压力大、睡眠不足有很大关系。

医生介绍，在幼年时期感染水痘－带状疱疹病毒之后，多数病毒长期潜伏于神经组织内而不发病。在患者精神紧张、压力过大时，病毒就会跳出来"作案"，从而导致带状疱疹的发病。

最后，医生给马先生开了一些抗病毒药物，并叮嘱他每天来医院进行红光照射。

10 带状疱疹患者有哪些发病先兆？

在自然界中，许多大事的发生都会有先兆出现。如地震之前，会有老鼠乱跑、河水暴涨；下雨之前，会有蜻蜓低飞、蚂蚁搬家等现象。带状疱疹作为一种常见的皮肤病，在其发病前，也会出现一些先驱症状，或者发病先兆。

带状疱疹的先驱症状可因人而异，每个人发病的部位也不一样。许多人在发病之前会出现发热、头痛、全身乏力等症状。有些人在发病前会出现肝、胆部位的疼痛，这就和胆结石的疼痛很相似。有的人则会发生关节部位的疼痛，或者出现剧烈的牙痛。如果疼痛发生左前胸，就容易误诊为心绞痛。

11 缠腰龙能缠死人吗？

在民间有一种说法。带状疱疹皮肤损害如果跨过身体的中线，围绕身体一周，就可能导致死亡。其实，这种说法是不科学、不准确的。

在临床上，带状疱疹的皮肤损害常发于身体的腰部、胸胁部、颈部和额面部，通常局限于身体的一侧。如果患者存在恶性肿瘤、艾滋病，或者长期使用免疫抑制药的话，带状疱疹可以出现在身体的对侧，甚至全身多个部位，此为播撒性带状疱疹。此时，患者的病情将会很严重，但并不意味着很快能导致死亡。

从理论上讲，可能会出现缠腰龙的情况，但是现实情况是并没有这方面的报道。倒是皮肤损害超过身体中线的情况时有发生。假如患者出现这种情况，就需要做进一步检查，排除恶性肿瘤、艾滋病等疾病。

12 为什么说带状疱疹是一种"欺老怕幼"的病？

我们中华民族向来有尊老爱幼的传统，在社会关系中提倡互助友爱，在家庭关系中追求家和万事兴的境界。但是，带状疱疹的发病却有一个相反的特点，就是"欺老怕幼"。随着年龄的增加，带状疱疹的发病率会逐渐增加，并且老年人发生疱疹后神经痛的情况也明显增多。

同样是得了带状疱疹，少年儿童可以照样嬉戏玩耍，但老年患者却因为剧烈的神经痛而寝食难安。并且，由于老年人自身修复能力较弱，在皮疹消退之后，疼痛可能会持续更长的时间。

发病因素

 水痘－带状疱疹病毒是怎样一种东西?

近年来，带状疱疹的发病率呈逐年增高趋势。水痘－带状疱疹病毒，作为引起带状疱疹和水痘的"罪魁祸首"，也逐渐为人们熟知。

水痘－带状疱疹病毒，简称 VZV。这种病毒的结构十分特殊。病毒的基因组包括 71 个基因，这些基因可以编码 67 个不同的蛋白质。其中包括 6 种糖蛋白，这 6 个"哥们儿"分别叫 E 哥、B 哥、H 哥、I 哥、C 哥和 L 哥。

通常在受到 VZV 感染的组织细胞中，糖蛋白 E 哥、B 哥和 H 哥的含量极为丰富，此外，在病毒体的胞膜中，也有这些"哥们儿"的踪迹。

 为什么说水痘－带状疱疹对我们人类情有独钟?

> 前几天，实习医生小李问我，除了人类，其他动物会得带状疱疹吗? 这是一个十分奇怪的问题，因为我当了 30 多年的皮肤科医师，是第一次被问到这个问题。同时，我也认为这是一个很好的问题。

只有人能得带状疱疹，其他动物乃至生物都不会得带状疱疹这种病。说实在话，VZV 对我们人类真是情有独钟，因为它没有任何的动物宿主，只有人类接触 VZV 才有可能患病。而人类的皮肤和神经组织则是 VZV 的主要靶器官。

VZV 感染人类可有两种类型的表现，即原发感染引起的水痘和复发感染导致的带状疱疹。

得了带状疱疹可以终生不再复发吗?

> 刘老先生因患带状疱疹，在皮肤科病区住了 20 多天，很快就要出院了。他问我，带状疱疹会复发吗？因为他觉得患带状疱疹真是太痛苦了，想起初发病时的情形，至今心有余悸。

相关学者研究发现，水痘 - 带状疱疹病毒所诱生的抗体能够中和病毒。有学者报道，特异性的免疫功能，对于限制 VZV 扩散，促进带状疱疹患者康复具有重要作用。通常得了带状疱疹，绝大多数人，终生不会再患此病。

在皮肤科门诊，偶尔也会遇到带状疱疹患者多次发病的情况，这是因为他们的免疫功能极度低下，抗病能力极差。不过这种情况是十分罕见的。

我告诉刘老先生，绝大多数带状疱疹患者痊愈之后，将获得终生免疫，不会再得同样的疾病。听了我的话，他如释重负，高高兴兴地离开了医院。

 为什么 VZV 被称为水痘 - 带状疱疹病毒?

因为 VZV 作为一种病毒，它既可以引起水痘，也可以导致带状疱疹的发病。

VZV 的潜伏期为 12 ～ 21 天，平均 14 天。在儿童初次感染之后，能够引起水痘。在水痘恢复之后，病毒可长期潜伏在患儿体内。在以后的日子里，潜伏在体内的病毒，在受到某些刺激之后，如劳累、炎热、寒冷、X 线照射等，就可能复发引起带状疱疹。因此，VZV 被称为水痘 - 带状疱疹病毒。

 人类疱疹病毒可分哪些种类? 有什么特点?

人类疱疹病毒（HHV）和我们人类关系十分密切，在生活中经常见到的水痘、带状疱疹、单纯疱疹等，就是由 HHV 感染引起的。人类疱疹病毒可分为 3 个亚类：α 疱疹病毒、β 疱疹病毒和 γ 疱疹病毒。这类病毒的共同特点是，均包含一个线形的双链 DNA 内核，和直径 100 ～ 110 纳米呈 20 面体形态的外壳。

各种疱疹病毒的感染，通常要经历原发感染、潜伏和病毒再激活的过程，如单纯疱疹、带状疱疹就是这样。

 人类疱疹病毒中的"八大金刚"是谁呀？

常见的人类疱疹病毒有 8 种，号称"八大金刚"。它们分别为人类疱疹病毒 1 型（HSV-1）、人类疱疹病毒 2 型（HSV-2）、人类疱疹病毒 3 型（水痘 - 带状疱疹病毒，VZV）、人类疱疹病毒 4 型（EBV）、人类疱疹病毒 5 型（HCMV）、人类疱疹病毒 6 型（HHV-6）、人类疱疹病毒 7 型（HHV-7）和人类疱疹病毒 8 型（HHV-8）。

人类疱疹病毒 4 型为 EBV，可以引起传染性单核细胞增多症。人类疱疹病毒 5 型则可以引起先天性耳聋和智力发育迟缓，以及艾滋病患者失明最重要的感染因素。人类疱疹病毒 6 型则是幼儿急疹的病原体，人类疱疹病毒 7 型可能和幼儿急疹病毒的再活化有关。人类疱疹病毒 8 型又称卡波西肉瘤相关病毒，可见于全球范围的各种卡波西肉瘤患者的病变组织中。

 水痘 - 带状疱疹病毒可通过哪些途径传播？

在皮肤科门诊，常有带状疱疹患者问医生，这种病传染吗？究竟通过哪些途径传染？

带状疱疹在人群中具有一定传染性。我们人类是水痘 - 带状疱疹病毒的唯一自然宿主，皮肤上皮细胞是此病毒的主要靶细胞。水痘 - 带状疱疹病毒可借飞沫，经呼吸道或接触感染进入机体。在血液中病毒可大量复制，迅速扩散到全身，特别是皮肤、黏膜部位。

经过 2～3 周的潜伏期之后，全身皮肤开始广泛出现丘疹、水疱和脓疱，皮疹分布呈向心性，以躯干部位较多，四肢部位较少，此为水痘。水痘痊愈之后，病毒可长期潜伏在患者体内。一旦遇到某些异常刺激，如发热、劳累、情绪激动等，就可能导致机体免疫力下降，激活病毒，发展为带状疱疹。

总之，带状疱疹具有一定的传染性。在日常生活中，患者需要适当隔离，以防止传染给儿童或者免疫功能低下的成年人。

 带状疱疹有哪些诱发因素？

皮肤病学者通过研究发现，人体特异性的细胞免疫功能降低，可能是VZV再激活，以及带状疱疹发生播散的主要原因。

根据报道，在一般非肿瘤住院患者中，带状疱疹的发病率为0.22%，而恶性肿瘤的住院患者中，其发病率则可达到9%。白血病患者的带状疱疹发病率为2%，其他恶性肿瘤为0.46%。在频繁接受放射疗法、化学疗法的骨髓移植患者中，带状疱疹的发病率则可高达50%以上，并且大约1/3的患者会发生播散性带状疱疹。

使用细胞毒性药物，以及应用大剂量类固醇皮质激素，皆有增加VZV感染的危险性。另外，带状疱疹也可因外伤、过劳、各种感染而诱发。

 得了带状疱疹为什么要查艾滋病病毒？

> 侄子王明今年30岁了。前几天突然左侧腰部出现剧烈疼痛，并发现皮肤局部有一些绿豆大水疱。到当地医院的皮肤科就诊，医生认为王明得了带状疱疹，建议他做一下人类免疫缺陷病毒（HIV）检查。王明有些疑惑，就打电话给我，问为什么要查HIV，HIV不是艾滋病病毒吗？

皮肤病学者研究发现，在HIV感染者中，带状疱疹的发病率较普通人群增加30倍。因此，对于带状疱疹患者，应考虑是否有HIV感染的潜在危险。特别是对于50岁以下的患者，应考虑给予他们适当的咨询及检查。因为在正常情况下，这些人带状疱疹的发病率是比较低的。

另外，儿童HIV感染者和其他免疫功能低下的儿童，在首次患水痘之后，带状疱疹可紧随其发生。

　　我在电话中告诉王明，他才 30 岁就得了带状疱疹，具有 HIV 感染的潜在风险。因此，医生建议查 HIV 是合适的。他应该检查一下，配合医生尽快将病治好。

临床表现

 带状疱疹容易长在身体的哪些部位?

带状疱疹，是中老年人常发的一种皮肤疾病。带状疱疹的皮肤损害分布具有明显的特征，这个特点将有助于我们及时地认清这种"烦人"的疾病。

典型的带状疱疹，其皮肤损害大多会沿着某一周围神经分布，排列成条索状。这些皮肤损害通常发生在身体的一侧，不超过正中线。有时，在患者身体中线的对侧，可有少数的皮疹出现，这大概是由于横过对侧的神经小分支受到损害所致。

带状疱疹的第一好发部位为身体的胸胁部位，即肋间神经分布区域。第二好发部位为颈项部，即颈部神经区域。第三好发部位为头面部（三叉神经分布区）及腰骶部（腰骶神经分布区）。

 带状疱疹通常会有哪些表现?

带状疱疹是皮肤科一种常见的疾病，此病以单侧条索状分布的红斑、水疱为特征，并伴有剧烈的神经痛。

带状疱疹患者在初发病时，患处常首先出现一些鲜红色的斑片。随后在红斑的基础上，出现粟粒至黄豆大小的丘疹，呈簇集状分布而不融合。接着，这些丘疹可以迅速变为水疱，疱壁紧张发亮，疱液澄清。在各簇水疱群之间，皮肤则是正常的。

神经痛为带状疱疹的一个重要特征，可以在发病之前，或者伴随皮肤损害出现。老年患者的神经痛常常比较剧烈。带状疱疹的病程一般为 2～3 周，在水疱干涸、结痂脱落之后，可留有暂时性的红斑或色素沉着。

带状疱疹也会玩"变脸"吗?

在川剧中有一种特殊的艺术门类,叫"变脸",目前已风靡全国,走向世界。可是带状疱疹这个皮肤科医生的"老熟人",也会玩"变脸",你知道吗?

带状疱疹是皮肤科常见病、多发病,因此,说带状疱疹是皮肤科医生的"老熟人",那可是一点也不假。典型的带状疱疹诊断并不困难,在给予抗病毒、神经营养及镇痛治疗之后,通常2~3周可获痊愈。但是,有时带状疱疹患者也会出现一些特殊的情况,需要注意。

有个别带状疱疹患者,仅仅出现红斑、丘疹,而不发生典型的水疱,甚至不发生皮疹,这种情况被称为不全性带状疱疹或顿挫性带状疱疹。还有一些带状疱疹患者,皮肤上可以形成很大的水疱,直径5~10毫米,这种类型的带状疱疹被称为大疱型带状疱疹。如果水疱内容物为血性,则称为出血性带状疱疹。另外,在部分老年人或营养不良的患者,皮肤损害部位则有可能出现糜烂或坏死,痊愈后可留有瘢痕,此为坏疽性带状疱疹。

患恶性淋巴瘤或年老体弱的患者,得了带状疱疹,在局部发疹后数日内,全身可发生类似水痘样发疹,常伴有高热,可并发肺、脑等器官的病变,病情严重者可导致死亡。这种类型的带状疱疹被称为播散性带状疱疹。

总之,带状疱疹这个"老熟人",有时也会玩"变脸",也会出现一些特殊的情况,需要我们认真对待,谨慎处置。

 带状疱疹也会"模仿秀"吗?

近年来有多家电视台举办了"模仿秀"节目,很受观众欢迎。其中有一家电视台,举办了一个模仿巨星刘德华的比赛,有数十人参加比赛,个个功夫了得,让观众眼花缭乱,最后真正的刘德华出场了,也只是得了个第三名。你说,这是不是很刺激?

在皮肤科这个舞台上,带状疱疹是一个曝光率颇高的角色。可是带状疱疹这个"名角"也会"模仿秀",你可知晓?

在皮肤科门诊，经常会遇到一些带状疱疹患者，在他们来诊之前，曾经在其他的医疗机构做过许多检查，如心电图、胸透、彩超等，进行过针灸、理疗、拔罐等多种治疗。其实，这就是带状疱疹这个"老演员"玩的"模仿秀"，迷惑住了肉眼凡胎的各家医生。他们将带状疱疹这个病误诊为心绞痛、胆结石、肾结石、阑尾炎等疼痛性疾病。有时还会被误诊为接触性皮炎。

通常带状疱疹表现为单侧发生的、条索状红斑，上有簇集的水疱、丘疹，同时伴有剧烈的神经痛，诊断并不困难。可是在带状疱疹发病早期，或者顿挫性带状疱疹，仅表现为剧烈的神经痛，就很容易被误诊为其他疾病，如溃疡病或早期青光眼等。

因此需要特别提醒，带状疱疹这个"老演员"也会玩"模仿秀"。如果身体发生了局限性的疼痛，无论是基层的医务人员，还是患者，都应该意识到有发生带状疱疹的可能性。

 带状疱疹的疼痛轻重和哪些因素有关？

1个月前，在同一间病房住了两位带状疱疹患者，一位是30多岁的白领，在右侧颈部长了大片红斑、水疱，但患者似乎没有很严重的疼痛感觉。另一位是70多岁的退休教师，右侧额头部长了几个水疱，但疼痛却十分剧烈，严重影响睡眠。

那天我到病房查房，两个人同时问我，为什么皮肤损害广泛的疼痛较轻，有几个水疱，却会有剧烈疼痛呢？

疼痛是带状疱疹患者的主要症状，带状疱疹的疼痛程度可以有很大差异。可是，在通常情况下，带状疱疹的疼痛与皮疹严重程度是没有太大关系的。

根据临床观察，带状疱疹疼痛的轻重与患者的发病年龄却有很大关系。年龄偏大的人倾向于疼痛更剧烈。30岁以下的患者得了带状疱疹，疼痛则可能十分轻微。

因此，虽然退休教师的皮疹较少，白领的皮肤损害较重，但退休教师的疼痛症状会更重一些。

两个人听了我的解释，也都安下了心。他们都表示，要配合医生，尽快将病治好。

 带状疱疹相关疼痛可分哪些类型？

疼痛是带状疱疹的主要症状，绝大多数带状疱疹患者，都有疼痛表现。因为剧烈的神经痛，有的人茶饭不思，有的人彻夜难眠，甚至有人会产生"轻生"的念头。那么带状疱疹相关性疼痛究竟具有怎样的特点呢？

根据疼痛的性质，带状疱疹相关性疼痛可分为三种基本类型。

●恒定性、单一性的疼痛，常伴有烧灼感，或者表现为深在性的持续性疼痛。

●刺痛、刀绞般（神经炎性）的疼痛，与坐骨神经痛、胆管结石的疼痛类似。

●激发性疼痛。这是一种异常性的疼痛，疼痛可由正常无害的刺激产生。如衣服接触到皮肤部位的时候，发生疼痛或疼痛加剧。

 带状疱疹病程长短和哪些因素有关？

几天前，表姐从老家打电话给我。说在她左侧腰部出了许多绿豆大小水疱，并伴有剧烈的疼痛。到当地医院就诊，医生诊断为带状疱疹，建议她住院治疗。她在电话中问我，带状疱疹需要住院吗？大概需要住多少天，才可能将病治好？

带状疱疹发病过程通常在 2～4 周。带状疱疹患者，其整个皮疹的持续时间，主要取决于三个因素：患者年龄、皮疹的严重程度和潜在的免疫抑制因素。

年轻患者的整个病程为 2～3 周。而年龄较大的患者，带状疱疹的皮肤损害需要 6 周或更长时间才可能愈合。

表姐 65 岁了，属于年龄较大的患者，病情相对又比较重，因此在电话中我建议她听医生的话，住院治疗。我告诉表姐，像她这样的情况，大概住院 2～4 周，就可望痊愈出院。

 播散性带状疱疹有什么表现?

> 李刚是我在全国学术会议上认识的朋友，是浙江台州的一家医院的皮肤科医生。10 天前突然打电话给我，说他们遇到了一位 75 岁的男性患者，胸背部出现了许多绿豆大小水疱，伴有发热，体温 38℃。同时，左侧胸背部有剧烈的疼痛，查了心电图，也没有啥问题。他问我这是咋回事?
>
> 我考虑了一下，告诉他患者可能是得了播散性带状疱疹。

播散性带状疱疹是带状疱疹的一种重症类型。这种病症除了出现条索状、单侧分布的红斑、水疱之外，还可以产生泛发性的水痘样皮疹。如果在感染的皮节之外有 20 个以上的皮肤损害，即可定义为播散性带状疱疹。

在患者皮节区的簇集性水疱样损害，有时可表现为出血性带状疱疹或坏疽性带状疱疹。而远离成簇病损的水疱或大疱，则类似水痘，水疱常表现为脐窝状。另外，患者还可能出现头痛、喷射性呕吐、惊厥、昏迷等重症表现。在极少数情况下，可能并发疱疹性脑脊髓炎，进而导致死亡。

播散性带状疱疹，主要发生于老人或体质衰弱者，特别是恶性肿瘤患者或艾滋病患者。

这位患者为老年男性，左侧胸背部疼痛，心电图检查没问题，可以排除冠心病心绞痛，就要考虑为顿挫性带状疱疹，或者是带状疱疹，疱疹还在来的路上，因为有些患者可以疼痛 5 天或 6 天之后，才出现疱疹的。至于胸背部的皮疹，类似水痘，恰好符合播散性带状疱疹的诊断条件。

我在电话中向李刚建议，可以用抗病毒药物、神经营养药物，配合少量的激素治疗。同时进一步检查，排除患者身体其他部位发生肿瘤的可能。

几天后，李刚给我打电话，说按照播散性带状疱疹进行治疗，患者病情已经有了明显好转。另外，做了全身检查，未发现有肿瘤病灶。

 为什么在患者的鼻翼和鼻尖部出现水疱？

　　查房时，查看一个左侧额面部带状疱疹患者，发现在其鼻尖部位出现了几粒米粒大的水疱。李医生问我，带状疱疹的皮肤损害一般不会超过身体中线，这个患者为什么在鼻尖部会出现皮疹呢？

　　每个人都有 12 对脑神经，其中第 5 对脑神经叫三叉神经，主要负责管理头面、口腔、鼻腔的感觉和面部肌肉的运动，并将头部的感觉信息传送至大脑。头面部发生了带状疱疹，主要就是因为三叉神经受到了病毒的侵害。

　　我告诉李医生，头面部的三叉神经分布区域，正是带状疱疹的一个好发部位。如果头面部的带状疱疹患者出现了眼睛损害，那是因为三叉神经的眼支受到了侵害。同时，如果眼神经的鼻睫支受到侵害，就可能在患者的鼻翼和鼻尖部出现皮疹。

　　有学者研究发现，带状疱疹患者的眼部损害，常常伴有眼神经的鼻睫支的受累，而在鼻翼及鼻尖部出现皮疹。据统计，当眼神经的鼻睫支受到损害时，大约有 76% 的带状疱疹患者眼球也会受到侵害。而当鼻睫支的外侧支未曾受到侵害时，则仅有 34% 的患者会出现眼球部位的病变。

10 带状疱疹患者会有哪些眼睛损害？

　　带状疱疹是一种十分常见的皮肤病，由于此病皮肤损害常发生在头面部特别是额面部的一侧，因此很容易导致患者眼部的损害。

　　根据临床观察，有 10% ～ 25% 的带状疱疹患者有眼部受累，这种情况又被称为眼带状疱疹。

　　常见的眼部损害包括：角膜炎、上睑下垂、巩膜炎、虹膜睫状体炎、继发青光眼、白内障等。另外，长期的或永久性的眼部损害还可能引起面部瘫痕，以及眼睛失明等。

 耳带状疱疹是如何发生的？

耳带状疱疹又称拉姆齐－亨特综合征，是带状疱疹的一种重症类型。这种病症是由于水痘－带状疱疹病毒侵犯面神经及听神经所致。

耳带状疱疹，主要表现为外耳道或鼓膜部位的疱疹皮肤损害、耳部疼痛，同时伴有同侧的面肌瘫痪。或者同时出现耳部疱疹、面肌瘫痪、听觉异常。听觉异常包括轻度至重度的耳鸣、耳聋、眩晕和眼球震颤等。

另外，耳带状疱疹患者还可以出现舌前 1/3 处的味觉消失、流泪、恶心、呕吐等症状。

 带状疱疹性脑膜炎有何表现？

带状疱疹是一种中老年人常见的皮肤病，通常经过规范治疗之后，2～4周即可痊愈。可是，带状疱疹有时还会引起一些严重病症，需要我们提高警惕。如带状疱疹性脑膜炎，就是这样一种病症。

带状疱疹性脑膜炎，常常发生在带状疱疹皮肤损害出现的时候，或者在皮肤损害出现后的 3～4 天，但是，也可以出现在皮疹之前。患者常常表现为头痛、呕吐、惊厥，或进行性感觉障碍。另外，也可以出现头晕、四肢震颤等症状。

带状疱疹患者如出现上述情况，家人或同事应立即将其送医院进行救治，一刻也不能耽误。

 为什么说带状疱疹是内科病？

众所周知，带状疱疹是一种常见的皮肤病，但是，带状疱疹可不仅仅是皮肤病！

带状疱疹是病毒感染引起的疾病，这种病既有皮肤部位的红斑水疱，同时又伴有严重的神经痛。因此，这种病既是一种皮肤病，也是一种神经科疾病。

另外，带状疱疹有时也可以是一种内科疾病。因为带状疱疹病毒也可以侵犯患者的内脏器官，引起相应的临床表现。比如，在带状疱疹病毒由脊髓处的神经根，向体内侵犯内脏神经纤维时，就可能引起急性胃肠炎、膀胱炎、前列腺炎等病症，表现为腹部绞痛、排尿困难、尿潴留等症状。

因此，说带状疱疹有时也是一种内科病，这话没错。

14 为什么带状疱疹患者会出现排尿困难？

张师傅是一个小区的园林工人，前几天因为右侧腰背部及大腿出现水疱、疼痛，来到皮肤科就诊。随后即按带状疱疹收进了皮肤科病区。

周一早晨大查房的时候，张师傅诉说，疼痛仍然比较严重，另外还出现了排尿困难，现在小腹还有些胀痛。管床的李医生问我，为啥会出现排尿困难，是否需要请泌尿科会诊？

我告诉李医生，发生在腰背部的带状疱疹，有时可损伤腰骶部位的神经。假如水痘－带状疱疹病毒侵犯了骶骨部位的神经，就有可能发生排尿困难或尿潴留。而张师傅就属于这种情况。

另外，在胸、腰、骶等部位发生带状疱疹时，患者还可以出现类似假性肠梗阻、结肠痉挛、肠扩张、顽固性便秘等疾病的表现。出现以上症状，通常可以完全康复，不必过度担心。

我告诉李医生，立即请泌尿外科会诊，必要时要插入导尿管。同时可加大类固醇皮质激素的用量，尽快控制神经炎症的发展。

后来听李医生说，那天请泌尿外科会诊后，插入了导尿管，现在已经去掉。因为，张师傅的疼痛症状已经明显减轻，排尿困难症状也已消失。

15 在带状疱疹急性期可出现哪些并发症？

带状疱疹是一种十分常见的皮肤病，通常治疗效果良好。但是，在带状疱疹急性期，也可能出现一些严重的并发症，需要特别重视。

●皮肤黏膜可继发细菌感染、出血性带状疱疹、坏疽性带状疱疹等。

●患者的神经系统，可出现脑炎、脑膜炎、巨细胞性动脉炎、面瘫等。

●患者的眼部可出现结膜炎、巩膜炎、葡萄膜炎、角膜炎、虹膜睫状体炎等。

●内脏器官可伴有病毒性肺炎、食管炎、心肌炎、关节炎等。

 带状疱疹慢性期常出现哪些并发症?

在带状疱疹的慢性期，如果治疗方案不合适，或病情比较严重，则可能会出现一些严重的并发症。

●皮肤黏膜部位可发生持续性的带状疱疹、瘢痕形成、色素沉着或减退、肉芽肿样皮肤损害等。

●神经系统病症，包括疱疹后神经痛、格林－巴利综合征、脊髓炎、运动神经元病变、精神疾病、膀胱功能障碍等。

●眼部病变，包括角膜炎、脉络膜视网膜炎、球后视神经炎、血管炎、全眼球炎、视神经萎缩等。

如果发生这些症状，需要及时进行治疗。

17 **带状疱疹患者可伴有哪些严重的皮肤病症?**

带状疱疹通常表现为簇集性的红斑、丘疹、水疱，同时伴有剧烈的神经痛。但是，如果病情严重，或处置不当，则可能伴有其他较为严重的皮肤病症。

在带状疱疹的急性期，可出现继发性的细菌感染，表现为深脓疱样溃疡。在患者的免疫功能低下时，皮肤损害部位可有出血、坏死，或者发生全身性的水痘样皮疹。

在疾病晚期，或痊愈之后，可出现色素沉着、色素脱失，以及瘢痕形成。有极少数的患者，可出现肉芽肿性反应等。

18 疱疹后神经痛在临床上有啥特点？

疱疹后神经痛，是带状疱疹最严重的并发症之一。疱疹后神经痛的临床表现，通常包括以下几个方面：

●在带状疱疹治愈 1 个月之后，患病部位仍然存在持续或发作性疼痛。同时患病部位有明显的色素沉着。

●患区有明显的感觉、触觉异常。多数患者有痛觉超敏现象，即轻微的触摸即可产生难以忍受的剧痛。部分患者的皮肤表现以感觉减退为特征，触觉明显迟钝。

●以自发性、刀割样或闪电样发作疼痛，或持续性烧灼疼痛为主。多数患者疼痛剧烈难以忍受，但也有个别患者可缺乏典型的神经痛。

●由于对疼痛剧烈的恐惧，患者的心理负担沉重，情绪抑郁，甚至对生活失去信心，有自杀倾向。

在带状疱疹患者中，可根据患者的年龄、前驱疼痛及出疹后疼痛的严重程度、皮疹的范围、眼睛的受累情况等，来预测是否会发生疱疹后神经痛。

19 带状疱疹患者会发生面瘫吗？

带状疱疹是皮肤科常见病，经过规范治疗 2 周左右，通常可以痊愈。但是，引起带状疱疹的病毒是一种嗜神经组织的病毒，在引起红斑、水疱皮肤损害的同时，也可以侵犯患者的面神经，从而引起相关症状。

假如，当病毒侵袭到面神经中的运动神经纤维时，则有可能引起面瘫，主要表现为患侧眼睛不能闭合，患侧面部表情呆板，口角向健侧㖞斜，不能做吹气动作等症状。此时，在应用足量抗病毒药的同时，需要加用少量激素药，必要时可以配合针灸或理疗。

20 为什么带状疱疹患者会出现耳聋？

> 前两天到病区查房。刘老先生又问我，说他现在听力有所下降，问我是怎么回事？和带状疱疹有关系吗？
>
> 刘老先生是一个带状疱疹患者，而且是一种特殊的带状疱疹，叫拉姆齐－亨特综合征。20 天前，刘老先生突然出现左侧头痛，耳朵部位起了一些小水疱，另外还有口角㖞斜、皱纹变浅等面瘫表现。经过 2 周的治疗，疼痛已经缓解，口角㖞斜的情况也有明显好转。但是，现在又出现了听力的下降，刘老先生十分担心。

带状疱疹是一种常见的皮肤病，通常治疗 2～4 周，病情即可逐渐痊愈。但是，如果治疗不及时，或患有其他的基础性疾病，如艾滋病、恶性肿瘤等，患者则可能因为病毒侵犯耳部的神经，在耳郭、耳道出现疱疹样皮肤损害，同时出现听力下降或者完全性耳聋的表现。

刘老先生出现这样的症状，应该和耳部神经受损有关。我告诉他，这也不必过度担心，只要及时治疗，听力下降的症状多数是能够控制的。

21 带状疱疹的发病过程有什么特别之处？

带状疱疹和一般的皮肤病相比，其发病过程"个性"十分突出，通常需要经过两个不同的阶段。

水痘－带状疱疹病毒（VZV）的首次感染，通常发生在患者的童年时期，常出现水痘或上呼吸道感染的症状。在上述症状得到控制之后，有少数的疱疹病毒，通过皮肤黏膜的感觉神经，进入脊髓部位的神经组织，并永久性地潜伏在脊髓及颅神经的感觉神经节内。

随着患者年龄的增长，或因为某种原因，发生免疫抑制及免疫缺陷时，这些潜伏在神经节中病毒就可能被"唤醒"。这些病毒能够通过感觉神经纤维，重新回到皮肤部位，引起簇集性的红斑、丘疹和水疱，并密集地分布在相应的神经支配区域。于是，带状疱疹就形成了。

22 带状疱疹可以传染吗？

前不久，邻居李叔的左腰部突然长了许多小水疱，并且有剧烈的疼痛。他急忙来到市医院皮肤科就诊，皮肤科夏医生检查之后，认为李叔是得了带状疱疹。听说带状疱疹是由病毒感染引起的疾病。他急忙问医生，目前因为儿子工作忙，小孙子由他们老两口照顾。这个病会不会传染给孩子呢？

夏医生介绍，从理论上讲，在带状疱疹患者的水疱液中含有病毒，对水痘－带状疱疹病毒无免疫力的儿童接触疱液之后，会被感染发生水痘，但这种机会通常比较少。成年人则大多具有免疫力，故即使接触也不会发病。所以带状疱疹不会在人群中流行。

因此，带状疱疹患者不需要特殊隔离，但应避免和儿童密切接触。

对于李叔的情况，夏医生建议孩子暂时由其他人员照顾。因为，与患者亲密接触，孩子有可能得上水痘或带状疱疹。

23 带状疱疹的皮疹为什么要跟着神经走？

带状疱疹这种病毒具有侵犯皮肤组织和神经组织的嗜好。因此，带状疱疹皮肤损害的分布就具有了按神经节分布的特点，这也是认定带状疱疹的重要条件之一。

带状疱疹的皮肤损害一般呈单侧性分布，可发生在 1～2 个相邻的皮区，疱疹群之间的皮肤是正常的。带状疱疹的整个病变呈带状分布倾向，通常不越过躯体的中线。只有少数患者的皮肤损害可发生在主要皮区或相邻皮区之外，数个皮区呈不对称性受累，即身体的两侧同时出现皮疹。这样的情况极为罕见。

24 为什么不出水疱也叫带状疱疹?

> 周先生因为左侧头痛到神经内科门诊就诊,医生认真询问病史,做了体格检查,随后又让他做了 CT 检查,没有发现什么病变,于是医生建议周先生到皮肤科就诊。
>
> 我询问了周先生的发病情况。周先生是一家印刷公司的经理,前段时间因新揽了一批业务,天天组织员工加班,自己也没有休息好。2 天前觉得有些头痛、流鼻涕,以为是感冒,也没太在意。随后出现头痛加重,难以忍受,于是就来到医院的神经内科。
>
> 我看后认为周先生得了带状疱疹。周先生问我,带状疱疹不是会出很多红斑、水疱吗?没有水疱咋能说是带状疱疹?

带状疱疹是一种以红斑、水疱为主,并伴有剧烈疼痛的疾病。在多数情况下,患者被水痘-带状疱疹病毒感染的皮肤区域,都会有明显的皮疹出现。

但是,也有少数患者仅出现红斑、丘疹,而不发生水疱,这种类型的带状疱疹,就称为不全性带状疱疹。

另外,还有极少数的带状疱疹患者,在前驱期症状出现之后,仅有皮肤区域的疼痛,而没有皮疹,这就是所谓的顿挫性带状疱疹。

周先生这种情况,有可能是带状疱疹的红斑、水疱正在来的路上。或者,已经决定不来了。如果不来,这种情况就叫顿挫性带状疱疹。

随后,我给周先生开了一些抗病毒、神经营养的药物,并让他配合做红光照射。我告诉他,大概 3～5 天,病情就会被控制。

25 带状疱疹患者出现皮肤播散为何应立即处置?

> 2 年前,我曾经到新疆维吾尔自治区哈密市参加医疗援疆活动,帮助当地医院皮肤科建立了病房。因此,那里的年轻医生遇到诊治

上的问题，喜欢打电话问我。

几天前，小王医生就给我打了电话，说他们那儿刚刚收治了一名70多岁的男性患者，诊断为带状疱疹。入院2天后，在患者的胸背部出现了许多绿豆大水疱，类似水痘，有的水疱顶部还有小的凹陷。小王医生问我，这是咋回事，应该如何处理？

我告诉小王医生，老人原来患有带状疱疹，目前可能出现了皮肤播散，也就是形成了播散性带状疱疹。需要立即用抗病毒药物治疗，配合少量激素。并要密切观察患者的病情变化。

带状疱疹的皮肤播散本身并不危及生命，但它是发生水痘-带状疱疹病毒血症的标志。后者可将病毒播种于肺、肝、肠道和脑内，引起肺炎、肝炎、脑炎等病症，导致更为严重的后果。

在免疫功能严重受损的患者中，可发生内脏扩散而无皮肤侵害。即使进行抗病毒治疗，内脏扩散的病死率也在5%～15%，多数患者死于肺炎。 其他的并发症还有脊髓炎、慢性脑炎、脑室炎、脑膜炎，以及颅神经麻痹等。这些并发症发展很快，甚至可危及生命。

因此，一旦发现带状疱疹患者出现皮肤播散，应该立即进行处置。

在电话中，我提醒小王医生，要给患者做进一步检查，排除艾滋病病毒感染和肿瘤病变。

26 什么是带状疱疹后皮肤炎症性改变？

昨天刘斌来门诊找我，说在他的左侧腰部长了许多米粒至绿豆大扁平小疙瘩，不疼也不痒。他问我，是不是带状疱疹又"犯"了？

刘斌是一位退休的中学教师。2个月之前，在他的左侧腰部长了一些水疱，十分疼痛。在我这里按带状疱疹治疗3周之后，疾病已经痊愈。1周前，在原皮肤损害区域又出现了一些增生的皮疹。

他很担心，是不是带状疱疹又复发了？

我告诉刘斌，带状疱疹患者痊愈之后，通常不会再次发作，因为他的机体已经建立了永久性的防御机制。他目前出现的情况，不是带状疱疹复发，而是发生了带状疱疹后皮肤炎症性改变。

有学者报道，有少数带状疱疹患者，在疾病痊愈 1～3 个月，在有病损的皮肤区域内，可发生皮肤炎症性损害，主要表现为平顶的或环形的丘疹。这称为带状疱疹后皮肤炎症性改变。刘斌就属于这种情况。

最后，由于刘斌除了皮疹之外，并没有其他的不适，因此我建议他暂时不用药，观察一段时间再说。

西医治疗

 带状疱疹的治疗目标是什么?

带状疱疹作为一种常见的皮肤病，在进行治疗之前，首先要明确我们的目标是什么？

带状疱疹的治疗目标，就是缓解患者急性期的疼痛，限制带状疱疹皮肤损害的扩散，缩短皮肤损害持续时间，预防或减轻疱疹后神经痛，以及其他的急性或慢性并发症。

需要特别强调的是，在患者出现眼部并发症时，应尽快请眼科医生会诊，其他的颅神经并发症，如耳带状疱疹也需要请专科医生进行会诊。

 带状疱疹患者出现哪些情况要给予抗病毒药物?

众所周知，带状疱疹是一种由病毒感染引起的皮肤病，但是治疗带状疱疹并非一定要用抗病毒药物。因为带状疱疹是一种自限性疾病，即使不进行抗病毒治疗，不伴危险因素的躯干部带状疱疹，以及年轻患者四肢部位的带状疱疹，多数是能够自然痊愈的，而且还不会产生并发症。

那么，在哪些情况需要应用抗病毒药物呢？

在带状疱疹的发病早期，进行抗病毒治疗的指征有：患者年龄大于50岁、免疫功能低下、患有恶性肿瘤、伴有眼带状疱疹和耳带状疱疹，以及伴有严重的特应性皮炎或湿疹。

另外，如果患者的皮疹发生超过一个皮区，有出血性皮肤损害和黏膜受累，也应接受系统性的抗病毒治疗。

对于带状疱疹患者，抗病毒治疗能够缩短病程，并能降低疱疹后神经痛的发生率、严重程度及持续时间。

 带状疱疹患者如何选择抗病毒治疗的时机?

对于带状疱疹患者,抗病毒治疗应尽早进行,即尽可能在皮肤症状出现的 48 ～ 72 小时开始。医务人员必须迅速达到并维持抗病毒药的有效浓度,才能获得最佳的治疗效果。

在有些特殊情况下,即使在皮肤症状出现 72 小时之后,也可以进行系统性地抗病毒治疗。比如,有内脏器官受累的播散性带状疱疹、持续性眼带状疱疹和耳带状疱疹,以及免疫功能有缺陷的患者。

 如何用阿昔洛韦治疗带状疱疹?

> 张文是我刚认识的一位乡村医生朋友,在某地的一家乡村卫生院工作。前几天他发来微信,说他遇到了一位带状疱疹患者是 70 多岁的老婆婆,病情比较重。听说使用阿昔洛韦治疗带状疱疹效果比较好,他问我应该怎样用?

阿昔洛韦作为一种抗病毒药物,对于水痘－带状疱疹病毒具有特殊的拮抗作用。这种药物治疗带状疱疹疗效较好。

在用于带状疱疹的治疗时,阿昔洛韦可以通过口服和静脉滴注两种方式给药。口服给药方法为:每天 5 次,每次 400 毫克,连续服用 7 天。阿昔洛韦的静脉给药,是治疗免疫功能缺陷患者带状疱疹的标准疗法,剂量为 5 ～ 10 毫克／千克,每日 3 次,静脉滴注。

通过微信,我建议张文,先让患者口服阿昔洛韦,同时配合维生素 B 族药物,以及少量激素,先用一个星期。

最后,我提醒张文,用阿昔洛韦之前,需要先给患者检查一下肾功能。并且在给药期间,应给予患者充足的水分,以防止阿昔洛韦在肾脏组织内沉积,对肾脏功能造成损害。

阿昔洛韦与伐昔洛韦哪个对带状疱疹疗效更好?

伐昔洛韦,和阿昔洛韦一样,属于抗病毒药物。这种药物只能口服给药,吸收很快,并能够在胃肠道和肝脏内迅速转化为阿昔洛韦。伐昔洛韦的生物利用度是阿昔洛韦的 3～5 倍,并且服用方法也更简便:口服每天 2 次,每次 0.3 克,连续服用 7 天。

与阿昔洛韦相比,伐昔洛韦能明显减少带状疱疹急性疼痛,以及疱疹后神经痛的发生率及持续时间。因此,在带状疱疹的治疗中,伐昔洛韦有逐步取代阿昔洛韦的趋势。

 如何用类固醇皮质激素缓解带状疱疹的症状?

在医学上有一个很重要的原则,就是类固醇皮质激素不能用于感染性疾病。因为激素类药物可能会降低机体的抗病能力,导致感染的扩散,疾病的加重。但是,带状疱疹作为一种由病毒感染引起的疾病,却是一个例外。

在带状疱疹的急性发作期,可以应用小剂量类固醇皮质激素,因为这样可以抑制炎症反应,缓解患者的急性疼痛,促进皮肤损害的愈合,并预防疱疹后神经痛的发生。

需要注意的是,类固醇皮质激素,必须在足量使用抗病毒药物的前提下应用。通常可用泼尼松,每天 30 毫克,疗程为 7 天。对于 50 岁以上、身体素质较好的带状疱疹患者,可联合应用抗病毒药物和类固醇皮质激素,这种方法能够明显提升患者的生活质量。

带状疱疹患者出现眼部损害该怎么办?

　　曾叔退休之后，回老家颐养天年。端午节我前去看望他。不巧的是他正在当地医院住院。原来在几天前，他左侧额头部突然长了许多绿豆大水疱，疼痛剧烈，并且眼睛周围肿胀明显，睁眼也很困难。当地医院的医生听说我也是皮肤科医生，就问我，带状疱疹出现眼睛损害，应该咋办?

　　发生在头面部的带状疱疹，有时可以引起眼部损害，这种情况称眼带状疱疹。对于眼带状疱疹，必须尽早给予抗病毒药物治疗，并且要优先考虑静脉给药。如果患者有病毒性角膜炎，必须局部应用抗病毒药物，如阿昔洛韦眼膏。在角膜内部组织发生炎症时，建议使用阿昔洛韦和泼尼松龙联合治疗。

　　具体到曾叔的情况，可以先用阿昔洛韦，配合应用少量的类固醇皮质激素，每天3次静脉滴注，或者选阿糖腺苷，每天1次静脉滴注。同时，可以请眼科会诊，指导眼部的局部用药。

　　1周后，曾叔给我打电话，说用药效果很好。他已经痊愈出院了。

 如何治疗耳带状疱疹?

　　耳带状疱疹，是由面神经和听神经的神经节细胞感染了水痘－带状疱疹病毒所致。在临床上，大多数患者表现为严重的耳痛、传导性耳聋、眩晕和面瘫等病症。

　　对于耳带状疱疹，通常可选用大剂量的抗病毒药物，与类固醇皮质激素联合治疗。对于伴有严重眩晕的病例，还需要加用一些镇痛药和抗眩晕药物。

带状疱疹的神经系统病症该怎样治疗?

带状疱疹本身，既是一种表现为红斑、水疱的皮肤病，同时也是一种以神经痛为主的神经系统疾病。并且，带状疱疹患者还可能出现一些神经系统病症，包括脑膜炎、脑炎、脊髓炎等。出现这种情况，标志着患者已经处于十分危险的阶段，必须及时、有效、足量给予抗病毒药物。

一旦带状疱疹患者出现脑膜炎、脑炎、脊髓炎等病症，应立即给予阿昔洛韦静脉滴注，成人剂量为每天 600 毫克（标准体重 60 千克），分 3 次使用。

10 少年儿童得了带状疱疹该如何治疗?

小米是我曾经带过的学生，毕业后回家乡开了一家诊所。前两天，他给我发微信，说他村里有一个 8 岁的孩子左侧腰部长了一些绿豆大水疱，并伴有发热，他问我这是什么病，该咋办？

我看了他发的图片，怀疑孩子是得了带状疱疹。小米问我，带状疱疹不是多发生在中老年人吗？并且孩子也没有疼痛症状？

带状疱疹是中老年人多发的皮肤病，儿童是很少得这种病。但儿童也会得这种病，只是儿童得了带状疱疹，症状会比较轻，有时只是出现少量水疱，并没有疼痛症状。

少年儿童得了带状疱疹，可用一些具有清热解毒作用的中成药，如蒲地蓝消炎口服液、抗病毒口服液等。通常不需要系统应用抗病毒药物。如果少年儿童的带状疱疹发生在头面部，具有颅神经的损害，则需要应用抗病毒药物。

另外，有遗传性或获得性免疫功能缺陷，以及特应性皮炎的少年儿童，其带状疱疹病情通常较严重，病程无法预测，建议静脉滴注阿昔洛韦治疗。

至于这个孩子，我建议让其来郑州看一下，检查有没有其他伴有的疾病再说。

11 孕妇得了带状疱疹该怎么办？

消化内科的护士小梁已经怀孕5个多月了。几天前，忽然在她左腰部长了许多绿豆大水疱，并且十分疼痛。小梁来找我，问是咋回事，她该怎么办？

我询问了小梁发病的情况，并为她做了检查，认为她得了带状疱疹。我建议小梁暂时不要用药，先观察一段时间再说。

目前皮肤科专家认为，妇女在怀孕期间得了带状疱疹，通常对胎儿是没有危险的，不大可能影响胎儿的正常发育。但是，由于阿昔洛韦能够通过胎盘影响胎儿，孕妇用药仍需谨慎考虑。因此，妊娠期妇女得了带状疱疹，建议仅给予局部性的对症处理。

12 免疫功能缺陷的带状疱疹患者如何用阿昔洛韦？

阿昔洛韦是一种常见的抗病毒药物，对于带状疱疹等以疱疹为主的皮肤病效果较好。阿昔洛韦的治疗方法，主要取决于患者免疫功能的高低及临床表现。

在我们人体内部，存在着一种特殊的免疫细胞，叫CD4细胞。这种细胞是人类免疫缺陷病毒（HIV）攻击的主要目标，同时也是测定机体免疫功能强弱的一种重要载体。如果CD4细胞大致在正常范围内，即CD4细胞数＞400个／微升，此时带状疱疹患者可静脉滴注阿昔洛韦的标准剂量，即每8小时给药5～7.5毫克／千克。如果患者存在严重的免疫功能缺陷，并伴有广泛性的皮肤损害，特别是存在神经系统症状时，应静脉滴注大剂量阿昔洛韦，即每8小时给药10毫克／千克，并需要持续监测肾脏的功能。

13 为何带状疱疹患者用阿昔洛韦前，要查肌酐清除率？

阿昔洛韦，对于疱疹类病毒感染，特别是带状疱疹具有良好疗效。但是，由于阿昔洛韦主要经过肾脏代谢排出，假如肾脏功能受到损害，药物就有可能在患者体内形成蓄积，因此这类患者在首次给予阿昔洛韦时，必须检测肌酐清除率。

如果患者的肌酐清除率降低，那么其下次进行阿昔洛韦静脉滴注的间期，必须从 8 小时延长至 12 小时，甚至 24 小时。如果病情改善很慢或根本没有改善，即可认为阿昔洛韦耐药。这时就需要改用其他更有效的抗病毒药物。

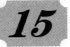 **带状疱疹患者对抗病毒药物耐药该如何处理？**

> 某医院皮肤科的小马大夫打电话给我，说他们那儿有一名带状疱疹患者，今年 77 岁，住院已经一周了，用了阿昔洛韦、伐昔洛韦等许多药物，效果也不好。他问我这是为什么？该如何办？

根据临床观察，在带状疱疹的治疗过程中，有时会出现患者对阿昔洛韦、伐昔洛韦及泛昔洛韦等无效的现象，这其实是水痘 - 带状疱疹病毒对抗病毒药物形成了耐药。

在这种情况下，即使增加药物的剂量也无法产生治疗作用。因此，可以选择静脉滴注膦甲酸钠，100 毫克 / 千克，每天 2 次。如果膦甲酸钠对基因突变的病例也无效，那么最后就只有选择静脉滴注西多福韦。

最后，在电话中我建议马主任让患者转来郑州治疗，因为县医院可能没有相关的替代药物。

15 **吗啡能治疗带状疱疹引起的神经痛吗？**

我们都知道，对付带状疱疹的神经痛，是一件十分麻烦的事情。现在皮肤科医生想起了麻醉性镇痛药，用了一下，认为效果还行。

所谓的麻醉性镇痛药，大家并不是很熟悉，但提起吗啡大家都知道。吗啡是这类药物的代表。其他的还有羟考酮、芬太尼、二氢埃托啡等。

过去，这类药物主要用于手术时的镇痛。目前，这些药物已被用于控制带状疱疹引起的顽固性神经痛。

 如何用阿米替林治疗疱疹后神经痛?

阿米替林是一种抗抑郁症药物。通常用于治疗各型抑郁症或抑郁状态，还可以治疗小儿遗尿症以及儿童多动症。

阿米替林，也可以用于治疗疱疹后神经痛。具体用法为：开始为每晚25毫克口服，几日后逐渐加量，平均每日有效剂量为75毫克。

其他类似的药物还有卡马西平（立痛定）、氯普噻吨（泰尔登）等，对于疱疹后神经痛也有一定效果。

 如何用阿糖腺苷治疗带状疱疹?

带状疱疹是由水痘－带状疱疹病毒感染引起的一种疾病，抗病毒药物在其治疗过程中发挥着关键作用。常用的抗病毒药物包括阿昔洛韦、伐昔洛韦、利巴韦林、干扰素、阿糖腺苷等。

其中阿糖腺苷的知名度并不太高。但近年来，其在治疗带状疱疹过程中的良好表现已获得众多皮肤科专家认可。阿糖腺苷的用法为：每日15毫克／千克，静脉滴注10天。早期应用可减少带状疱疹的急性疼痛和疱疹后神经痛，促进疾病迅速痊愈。

 带状疱疹为什么要用神经营养药物?

带状疱疹是一种十分特殊的疾病，一方面带状疱疹主要表现为身体一侧的红斑、水疱、丘疹，属于皮肤病。另外，带状疱疹病毒具有嗜神经性，主要侵犯神经纤维而致神经炎症，表现为剧烈的神经痛，因此又属于神经疾病。

由于带状疱疹也是一种神经疾病，因此要用神经营养药物。此类药物包括：维生素 B_1、维生素 B_6、谷维素、甲钴胺等。

19　控制带状疱疹的疼痛该如何选择镇痛药物？

神经痛是带状疱疹最突出的表现，控制带状疱疹的疼痛是皮肤科医生最重要的任务。除了单纯的止痛药，如阿司匹林、对乙酰氨基酚外，三环类抗抑郁药，如阿米替林、地昔帕明，也可以用作治疗带状疱疹疼痛的一线药物。具体用法为每晚 1 次口服，剂量为 25 ～ 75 毫克。

抗惊厥药物如卡马西平和丙戊酸钠，神经镇静剂如氯普噻吨和吩噻嗪类，以及 H_2 受体阻滞剂如西咪替丁等，也可以用于治疗带状疱疹疼痛。由于此类药物不良反应较多，对老年患者用药要谨慎。

如果加入三环类抗抑郁药，仍不能控制疼痛，还可以选用加巴喷丁，剂量可逐步增加到每天 3 600 毫克。

20　带状疱疹有哪些局部治疗方法？

带状疱疹的局部治疗，应当以消炎、干燥、收敛、防治继发感染为原则，常用的药物有以下几类：

● 2% 甲紫溶液或复方地榆氧化锌油（生地榆 10 克，紫草 5 克，冰片 2 克，氧化锌油 100 克）外涂，每天 2 ～ 3 次。

● 新霉素氟轻松乳膏，每天 2 ～ 3 次外用，用于治疗带状疱疹伴有细菌感染。

● 0.1% 新霉素溶液或 0.1% 依沙吖啶溶液，每天 2 ～ 3 次湿敷患处。用于治疗坏疽性带状疱疹。

● 0.1% ～ 0.5% 碘苷滴眼液滴眼，用于治疗眼带状疱疹。

● 1% 磷乙酸霜外用，有缓解疼痛、缩短病程的作用。

21 为什么加巴喷丁能治疗疱疹后神经痛？

前几天，表兄从宁夏回族自治区打电话给我，说他2个月前腰部长了许多的小水疱，并且痛得厉害。到当地的县医院就诊，皮肤科医生认为他得了带状疱疹，用了抗病毒药物后，身上的水疱逐渐干涸、结痂，但腰部的疼痛却一直没有缓解。无奈之下，1个月前他到宁夏回族自治区医院看病，区医院的专家认为他得了疱疹后神经痛，建议他使用加巴喷丁。他在电话中问我，加巴喷丁不是一种抗癫痫药物吗，为啥用于治疗带状疱疹的疼痛？

近年来，出现了一些新的治疗疱疹后神经痛的药物，包括加巴喷丁、普瑞巴林等。

加巴喷丁是一种抗癫痫药物，近年来在国际上被广泛用于治疗神经性疼痛。因其疗效确切，不良反应小，从而成为治疗神经性疼痛的首选药物。

加巴喷丁的常用剂型为每粒300毫克。开始口服剂量为每次100毫克，每天3次，每间隔2～4天增加一次剂量，直至疼痛缓解或出现难以耐受的不良反应。此药的最高用量为每天3 600毫克，以疼痛明显缓解，或者疼痛缓解的剂量作为维持用药。

加巴喷丁用于治疗疱疹后神经痛疗效确切，耐受性好，不良反应轻。

值得提醒的是，加巴喷丁可能产生嗜睡、头晕、周围性水肿等不良反应，使用时需要注意。

在电话中，我告诉表兄，专业性的东西要听专家的，许多大的医院在用加巴喷丁来治疗带状疱疹的疼痛，一定要遵医嘱，争取早日康复。

22 吲哚美辛治疗疱疹后神经痛效果如何？

对于疱疹后神经痛的治疗，有许多的药物可以选择。其中非甾体类抗炎药，如吲哚美辛（消炎痛）等，用于早期（病史≤6个月）的疱疹后神经痛，具有一定的效果。尤其是在外周神经根遗留炎症反应时，可配合其他药物共同使用。

其他类似的药物还有双氯芬酸、氯唑沙宗等，也可用于治疗疱疹后神经痛。由于存在不同程度的不良反应，特别是对胃肠道系统的损害。因此，使用这类药物要特别谨慎，尤其对于老年患者，应特别注意发生消化道出血的危险。

 为什么多塞平能治疗疱疹后神经痛？

前两天，堂兄突然打电话给我。原来在 2 个月前，他因为得带状疱疹在当地医院住了 20 多天。出院后，虽然皮疹已消失，但是患处疼痛一直存在。到皮肤科复诊时，医生建议他使用多塞平试试。

堂兄听说多塞平是一种治疗精神病的药物。就来问我，为什么要用多塞平来治疗带状疱疹的疼痛？

堂兄目前的情况叫疱疹后神经痛，是带状疱疹的常见并发症，也是一种令皮肤科医生头痛不已的顽症。

近年来，为了控制疱疹后神经痛，皮肤科医生想了许多办法。他们采用三环类抗抑郁药，如多塞平、西咪替丁等，作为疱疹后神经痛患者的辅助治疗，取得了一定的效果。多塞平等三环类抗抑郁药，主要是通过阻止去甲肾上腺素、5- 羟色胺等炎症介质的再吸收，来发挥镇痛作用的。

在电话中，我叮嘱堂兄要配合医生好好治病。到周末，我一定去看望他。

24 **利多卡因能治疗疱疹后神经痛吗？**

在皮肤科，利多卡因是一种很常见的局部麻醉药。除了用于各种皮肤外科手术之外，利多卡因还常常与曲安奈德等药物联合，进行局部封闭治疗多种增生性、瘙痒性、疼痛性皮肤病。这其中就包括疱疹后神经痛。

另外，经美国食品药品监督管理局批准，利多卡因贴剂已经用于治疗疱疹后神经痛，而且效果明确，无不良反应，使用方便。

中医治疗

 古代中医如何认识带状疱疹?

带状疱疹是一种十分古老的疾病,在中医学上,此病还被称为缠腰火丹、蛇串疮、缠腰龙和蛇窠疮等。

关于带状疱疹的记载,始见于隋代巢元方所著的《诸病源候论·疮病诸候》一书。书中讲到:"甑带疮者,绕腰生,此亦风湿搏血气所生,状如甑带,因以为名。"在此后的医学书籍中也多有记载,但病名各不相同。比如,在明代王肯堂所著《证治准绳·疡医》一书中,称之为火带疮、缠腰火丹。

在我国清代,祁坤著有《外科大成》一书,称带状疱疹为蛇串疮。另一位清代学者陈士铎在《洞天奥旨》一书中则称带状疱疹为蛇窠疮。

 带状疱疹可分哪些证型?

关于带状疱疹的辨证分型,中医界尚有不同看法。通常根据中医辨证,可将带状疱疹分为三种类型:

(1)毒热证:症见皮肤潮红,疱壁紧张,灼热刺痛形成红粟状点。口苦咽干,烦躁易怒,厌食,小便赤,大便干。舌红,苔薄黄或腻,脉弦滑或数。

(2)湿盛证:症见皮肤损害淡红,疱壁松弛,疼痛较轻。口不渴或渴不欲饮,厌食,腹胀,便溏。妇女常有白带多,舌淡胖大,周边有齿痕,舌苔白厚或白腻,脉沉弦或滑。

(3)气滞血瘀证:症见皮疹扁平,色暗,局部疼痛不止。舌质暗,有瘀点,苔薄白,脉弦涩。

带状疱疹如何辨证治疗?

（1）毒热证：宜清利湿热，解毒止痛，可用龙胆泻肝汤加减。发于头面部者可加菊花；发于上肢者可加片姜黄；发于下肢者可加牛膝；血热明显，出现血疱坏死者可加白茅根、牡丹皮；继发感染、毒热盛者可加金银花、蒲公英、板蓝根；如果有便秘者可加大黄。

（2）湿盛证：宜健脾利湿，佐以解毒，可用除湿胃苓汤加减。

（3）气滞血瘀证：宜活血化瘀，行气止痛，清解余毒，可用活血化瘀汤加减。正气尚盛者加川芎；年老体弱者加黄芪、党参；也可用雄黄解毒散30克，加化毒散3克混合外用。

 常用的带状疱疹经验方有哪些?

经过多年的探索和研究，皮肤病专家推出了许多治疗带状疱疹的经验方。常见的包括：

（1）苋蓝方：大青叶、蒲公英各10克，马齿苋60克。每天1剂，水煎分早、晚2次服。剧烈疼痛者可加延胡索、川楝子各9克。

（2）马紫解毒汤：马齿苋、紫草、大青叶、败酱草各15克，黄连10克，酸枣仁20克，煅牡蛎30克（先煎）。每天1剂，水煎分早、晚2次服。皮肤损害鲜红，有丘疹、血疱簇集者可加牡丹皮、生地黄各15克；皮肤损害深红、有大量血疱或数群成串小疱者可加马齿苋至20克，金银花、连翘、泽泻各10克；水疱破溃糜烂者则加马齿苋至25克，龙胆草10克，蒲公英、紫花地丁各15克；如有剧痛者可去酸枣仁，加延胡索、罂粟壳各10克；年老体弱者加白术、党参、黄芪各适量。

（3）丹栀柴胡汤：牡丹皮、栀子、柴胡、当归、赤芍、川芎各10克。每天1剂，水煎分早、晚2次服。高热者加石膏30克；剧痛者加郁金10克，延胡索15克；肝火盛、湿热内蕴者加黄柏、龙胆草各10克，马齿苋15克；热毒较重者加王不留行、桃仁各10克，丹参15克；便秘者加大黄15克。

（4）半天青方：半枝莲、胡荽各50克，青黛3克（冲服）。每天1剂，水煎分早、晚2次服。皮肤损害鲜红、口苦尿赤者加蚤休10克；舌暗者加刘寄奴10克。本方也可配合鲜半边莲、鲜胡荽各4份，青黛1份。先将前二味捣烂，拌入青黛外涂。

（5）红忍络三藤方：红藤28克，忍冬藤、紫花地丁、白花蛇舌草各30克，络石藤、生地黄各15克，虎杖、连翘各20克，牡丹皮、贯众各10克。每天1剂，水煎分早、晚2次服。服药期间禁食荤腥辛辣之物，忌烟酒。发热者加知母10克，地骨皮30克；湿热者加青蒿20克，黄芩10克；发于身体上部者加牛蒡子、野菊花各10克；发于腰肋及胸胁部者加郁金15克，绿萼梅9克；发于身体下部者加牛膝、车前子各30克。

（6）川龙治带方：川芎10克，龙胆草30克，丹参15克。每天1剂，水煎分早、晚2次服。便秘者加大黄12克，儿童减量。

（7）银翘三黄汤：黄连3克，黄芩、甘中黄、牡丹皮各10克，金银花、连翘、大青叶、紫草各15克，代赭石、灵磁石各30克。每天1剂，水煎分早、晚2次服。颈部以上者加山羊角、石决明各30克，生地黄15克，野菊花10克；腰部以上者加延胡素15克，金铃子、橘叶、陈皮各10克，全瓜蒌30克；腰部以下者加牛膝、紫花地丁各15克，黄柏10克；烦躁失眠者加猪苓10克，夜交藤、珍珠母各30克。

（8）祛带三方：①龙胆草、连翘、黄芩、泽泻、延胡索、川楝子、车前子各30克，生栀子、甘草各6克，生地黄15克，大青叶、白花蛇舌草、板蓝根各30克。②车前子、延胡索、川楝子、白术、厚朴、泽泻各10克，板蓝根、大青叶、白花蛇舌草、生薏苡仁各30克，甘草、陈皮各6克，茯苓15克。③当归、桃仁、红花、延胡索、金丝瓜、木香、白芍各10克，陈皮6克，鸡血藤15克，大青叶、薏苡仁、板蓝根、白花蛇舌草各30克，川芎9克。以上三方，均为每天1剂，水煎分早、晚2次服。

（9）镇痛消疹方：①芍药解毒汤为白芍30～50克，郁金、延胡索各15～30克，金钱草、当归、赤小豆、白花蛇舌草、马齿苋各30克，炙甘草、紫草、车前草各 15 克，土茯苓 20 克，泽泻 12 克。每天 1 剂，水煎分早、晚 2 次服。②芍药活血汤为白芍 30～50 克，郁金、白花蛇舌草、金钱草各 30 克，延胡索 15～30 克，炙甘草、紫草各 15 克，当归、丹参各 20～30 克，乳香、没药各 6 克，柴胡 9 克。每天 1 剂，水煎分早、晚 2 次服。先用①方 7 天，再用②方。

（10）荆蝉汤：荆芥、苦参各 12 克，蝉蜕、蒲公英、大黄、白鲜皮各 10 克，防风、赤芍、僵蚕、土茯苓各 15 克，生地黄 20 克。每天 1 剂，水煎分 3 次服。

（11）理气止痛汤：柴胡 12 克，当归 15 克，红花 10 克，丹参、延胡索各 15 克，金铃子 10 克，制乳香、制没药各 6 克，赤芍 12 克，枳壳 8 克，白术 10 克，炙甘草 5 克。每天 1 剂，水煎分早、晚 2 次服。头面部者加川芎；腰部以下者加牛膝。

（12）当归方：当归适量，研细末，依年龄大小，每次 0.5～1 克，每隔 4～6 小时服 1 次。服药后能止痛，3～4 天后即可结痂。

（13）贯射解毒汤：贯众、黄芩各 15 克，射干 9 克，板蓝根、鸭跖草各 30 克。水煎制成浓缩液，分 2～3 次服，每天 1 剂。

（14）芦根方：芦根 60 克，野菊花 10 克。水煎服，每天 1 剂，连服 2～3 天。

（15）银花石膏汤：金银花、石膏各 30 克，玄参、紫草、泽泻各 15 克，薄荷 9 克，荆芥 6 克。水煎 2 次，取 200～250 毫升，分多次服。3 岁以上者服 250 毫升，3 岁以下者服 200 毫升，每天 1 剂。

（16）王氏四虫汤：地龙、僵蚕、乳香、没药各 15 克，土鳖虫 10 克，蜈蚣 2 条（去头足）。每天 1 剂，水煎分早、晚 2 次服。

（17）刘氏泻火解毒汤：板蓝根、马齿苋、红藤、生地黄各 30 克，蒲公英、紫花地丁各 20 克，龙胆草、夏枯草、全蝎、僵蚕、泽泻、车前子各 10 克，大黄 10～15 克。每天 1 剂，水煎分早、晚 2 次服。配合药渣煎洗患部。

（18）王氏抗毒口服液：生黄芪、板蓝根、地肤子、夏枯草、大黄各 20 克，红花 5 克，艾叶、蒲公英、丹参各 30 克，赤芍 15 克，大青叶 40 克，贯众 10 克，蛇床子 30 克，马齿苋 40 克。每天 1 剂，水煎分早、晚 2 次服。

（19）石峰疱疹方：茵陈 15 克，青皮、陈皮各 10 克，白鲜皮、芦根各 20 克，蒲公英、紫花地丁各 15 克，龙胆草、夏枯草、苦参各 10 克，刘寄奴 12 克，金银花、辛夷花各 15 克，龙骨 20 克。每天 1 剂，水煎分早、晚 2 次服。

（20）艾氏通络活血汤：全蝎 6 克，蜈蚣 2 条，地龙 15 克，威灵仙 20 克，桂枝 15 克，炙乳香、炙没药各 10 克，红花 15 克，鸡血藤 30 克。每天 1 剂，水煎分早、晚 2 次服。

（21）刘氏蛇丹汤：大青叶、板蓝根各 45 ～ 60 克，紫草 10 克，黄芩、连翘各 15 克，金银花 30 克。每天 1 剂，水煎分早、晚 2 次服。

（22）羚羊角粉：在带状疱疹引起眼部角膜病变时，可用羚羊角粉 0.1 ～ 0.15 克，冲服。

 带状疱疹有哪些外治方？

带状疱疹的皮肤损害主要表现为在红斑基础上簇集的水疱、丘疹，有时水疱破溃，还可以形成糜烂、渗出。通常皮肤损害面积较大，外治疗法在带状疱疹的治疗过程中，发挥着十分重要的作用。通常可选用下列方剂：

（1）苦参方：苦参 30 克，浮萍 15 克，芒硝 30 克，煎水湿敷。

（2）马齿苋方：马齿苋 120 克（鲜品 180 克），加水 1 500 毫升，浓煎取汁 300 毫升，滤过，湿敷患处。

（3）三黄洗剂：大黄、黄柏、黄芩、苦参各等份，共研细末。取 15 克，加蒸馏水 100 毫升，医用石炭酸 1 毫升，外用，每天 3 次。

（4）金粟兰酊：皮疹消退，患处仍有疼痛，可选用金粟兰酊（金粟兰 10 克，75% 乙醇加至 100 毫升，浸泡 1 周后，过滤备用）外搽，每天 3 次。

（5）雄龙散：明雄黄、生龙骨各 4.5 克，炙蜈蚣 1 条，共研细末，麻油调涂，每日 2 次。

（6）王不留行散：王不留行适量，研细末。将水疱刺破，取药末撒患处，用纱布包扎，5 天后皮疹自行消失。

（7）蜈蚣粉：蜈蚣适量，置瓦片上文火焙干，研细末，麻油调涂患处，每天3～5次。

（8）彭氏龙凤散：蛇蜕5克，灯心草10克，凤凰衣3克（研末），将蛇蜕、灯心草烧成灰，同凤凰衣粉混合均匀，麻油调成糊状涂于患处，每天2～3次。

（9）雄黄天仙散：雄黄、青黛各30克，枯矾15克，天仙子20克，冰片3克，共研细末，麻油适量调成糊状涂患处。

（10）千白止痛酊：千里光、白芷各30克，薄荷15克，冰片5克，加入75%乙醇500毫升，浸泡半天后即成。外擦患处，对带状疱疹剧烈疼痛者有良效。

（11）六神丸：六神丸研碎，醋或水调，敷患处。

物理疗法

 带状疱疹的物理疗法主要有哪些?

在皮肤科临床，带状疱疹的治疗原则为抗病毒、镇静止痛、缩短病程。对于带状疱疹这种病，除了抗病毒、神经营养之外，物理疗法也是很重要的治疗手段。

物理疗法一般作为药物疗法的辅助手段，常见的方法包括激光、紫外线、红外线、高压氧、磁场、频谱、微波等。

 氦-氖激光对带状疱疹疗效如何?

氦-氖激光是一种传统的激光治疗方法，用于皮肤科已经有30多年的历史了。低剂量的氦-氖激光具有刺激、舒张血管，改善新陈代谢，促进组织修复，降低神经末梢兴奋性等作用，镇痛、止痛效果十分明显。

国内学者张恒峰等采用氦-氖激光治疗带状疱疹共260例。照射部位为脊髓后根神经节，或者相应的感觉神经。每个节段直接照射8分钟，每天1次，6～10次为1疗程。结果，260例患者的显效率达90.4%，总有效率为98.53%。张恒峰认为，氦-氖激光治疗带状疱疹操作简便、安全无痛苦，能明显缩短病程，可作为治疗带状疱疹的首选方法。

 为什么半导体激光能治疗带状疱疹?

近年来，越来越多的皮肤科医生，应用半导体激光来治疗带状疱疹，并且取得了良好的效果。

半导体激光，对人体组织有良好的穿透性，能够加快创面愈合，具有消炎、止痛等功效。半导体激光治疗带状疱疹，其作用机制包括：①促进大脑内部镇痛物质的释放，降低神经兴奋性，以达到镇痛作用。②改善局部血液循环，促进细胞再生，加速损伤组织的修复。③通过生物过程，调节患者机体的免疫状态，主要以增强体液免疫为主。

 紫外线治疗带状疱疹效果怎样?

紫外线是目前皮肤科常用的物理疗法，常用来治疗银屑病、白癜风、玫瑰糠疹等疾病。近年来，也被广泛用于带状疱疹的治疗。

紫外线照射所引起的生物效应是非常复杂的。大量紫外线照射对体表的DNA病毒有直接杀灭作用，同时可通过提升患者的细胞免疫功能，促进疾病的康复。

国内学者徐先桔等报道，采用全光谱紫外线（包括 UVA 62.99%，UVB 31.36%，UVC 5.65%）、红斑量病灶照射的方法治疗带状疱疹24例。采用平均生物剂量（MED），其中腰背部5MED，胸腹部4MED，颈部6MED，头面部7MED，隔天照射1次，共3次。对照组24例，采用阿昔洛韦静脉滴注等常规药物治疗。结果显示，治疗组丘疹、水疱吸收时间，以及疼痛缓解时间较对照组均有明显缩短。研究证实，全光谱紫外线照射对消除疱疹皮肤损害、缓解带状疱疹疼痛均有明显效果。

 为什么远红外线照射能治疗带状疱疹?

在20世纪90年代，我初当皮肤科医师。那时，皮肤科已经开始用远红外线照射治疗带状疱疹、皮肤溃疡、毛囊炎等皮肤病。由于这种简单的设备能治疗各种疼痛，效果甚好，因此被誉为无所不能的"神灯"。

远红外线用于治疗带状疱疹，对于止痛、收敛、缩短病程均有良效。其治疗原理：远红外线被组织吸收后，转变为热能，其温热作用可以改善局部组织的血液循环，促进炎症的消散，同时，还可以促进组织细胞的再生和修复，降低末梢神经的兴奋性，从而达到解痉止痛的目的。

6 能用红光治疗带状疱疹吗？

> 小学时的班主任姓王，是一个很认真的人，遇到什么事情，都喜欢探个究竟。这不前两天又打电话给我，问我一件事。原来在 5 天前，王老师的右侧腰部突然出现了一串绿豆大的水疱，并且痛得厉害。当地医院皮肤科的医生认为他得了带状疱疹，给他开了一些抗病毒药物，并且建议他进行红光照射。王老师问我，啥叫红光？为什么红光照射能治疗带状疱疹？

红光疗法，就是采用一种特殊的设备（红光治疗仪），产生红色波段的可见光，通过光化学作用，来治疗疾病的一种方法。目前，各大医院的皮肤科已经广泛应用红光照射来治疗带状疱疹，并且取得了较好的效果。

红光的生物作用主要是光化学作用，而不是温热效应。红光治疗可以促进伤口和溃疡的愈合，促进毛发的生长和骨折愈合，加速受损神经的再生，因而在临床上用它可以治疗多种疾病，包括带状疱疹。

有学者研究发现，在带状疱疹患者炎症的早期和中期，局部组织中的炎症介质 5- 羟色胺含量会明显增加，使机体产生疼痛。而使用红光照射之后，局部组织中的 5- 羟色胺含量会明显降低，从而发挥镇痛作用。

听了我的介绍，王老师说他已经清楚了红光能够治疗带状疱疹，表示一定要配合医生试一试。但是对于红光为啥能治疗带状疱疹，依然不太清楚。他要我发一些相关的资料给他，他说要"研究研究"。

7 高压氧能治疗带状疱疹吗？

在我所工作的医院，有一个高压氧科，是全省知名的专科。因此，我有机会了解到，高压氧是什么东西？高压氧是干什么事情的？

高压氧疗法，是指患者在高于一个大气压的环境里，通过吸入 100% 的氧气来治疗疾病的过程。近年来，我们医院的皮肤科采用高压氧疗法治疗带状疱疹，取得了良好的效果。

高压氧疗法治疗带状疱疹，其可能的作用原理为：①在高压氧状态，氧分压增加，神经组织有氧代谢旺盛，能够改善受损神经的缺氧状态，促进神经组织炎性水肿消退。②高压氧还能提高血液中氧气的含量，纠正组织缺氧状态，消除局部组织肿胀，减轻组织、神经变性及坏死，有效地控制疼痛。

 微波能治疗带状疱疹吗？

微波，是指波长为 1 ～ 100 毫米（300 ～ 30 000 赫兹）的特高频电磁波。近年来被广泛用于带状疱疹、皮肤溃疡等多种疾病的治疗，取得了明显的疗效。

根据波长的不同，微波又可分为分米波、厘米波及毫米波三种类型。微波辐射可以使炎症组织内的分子，随微波波长振动而受热，使组织的温度升高，局部血流加速，增强代谢，改善营养，促进组织再生和渗液的吸收，具有镇痛、解痉、消炎、脱敏等作用。

 磁疗对带状疱疹效果怎样？

磁疗，是指利用磁场作用于人体，从而治疗疾病的一种方法。专家们发现，磁场能够改善机体的血液循环，促进组织新陈代谢，纠正由于缺血缺氧、炎性水肿所导致的疼痛。磁疗还可以改善人的睡眠状态，缓解肌肉痉挛，有镇静安神的作用。同时，磁场还有明显的消炎、抗渗出作用。因此，有许多医生采用磁疗的方法治疗带状疱疹，取得了较好的疗效。

常汉英等人，应用磁场疗法治疗带状疱疹 162 例，每天 1 次，每次约20 分钟。结果该组患者总有效率为 98.8%，平均治愈次数为 5.2 次。

 用物理疗法治疗带状疱疹应注意哪些问题？

随着现代物理学的进步及其在医学领域的研究进展，越来越多的物理方法被应用于临床工作中。越来越多的物理治疗手段，被用于带状疱疹的治疗，并且已经表现出了明显的疗效和较高的安全性。

物理方法治疗带状疱疹应注意以下问题：①要明确诊断，排除相关的禁忌证。②要争取早期应用，缩短病程，减轻患者痛苦。③要密切观察患者局部及全身反应，根据病情和病理变化，合理调整物理因子的种类和剂量。

 什么叫直流电离子导入疗法？

直流电离子导入疗法，是近几年医学界推出的一种新的药物给入法。此法用于治疗皮肤病，也取得了较好的效果。那么，这种方法是如何发挥作用的呢？

原来，在药物的溶液中，有部分药物成分可以离解成离子。在直流电的作用下，阴阳离子能够进行定向移动。

在临床上，可以利用这种药物离子的定向移动，有目的地使其通过皮肤黏膜或伤口，进入人体内，从而治疗疾病。

12 为什么直流电离子导入疗法能治疗带状疱疹?

据报道，我国学者裴振环等人，采用阿昔洛韦直流电导入的方法，治疗带状疱疹 32 例，结果患者全部痊愈。那么，直流电离子导入疗法如何治疗带状疱疹呢？

研究显示，直流电不仅能够改善局部组织的血液循环，加强组织营养供应，而且能够缓解神经系统的紧张性，促进神经纤维再生和消除炎症。另外，直流电的阴极和阳极还能够促进伤口肉芽组织生长，软化瘢痕、松解粘连，促进炎症组织消散。

因此，直流电离子导入疗法可以用于治疗带状疱疹。并且这种方法将药物治疗与直流电治疗有机地结合，药物直接导入表浅病灶内，局部浓度较高，作用时间长，可极大提高药物的治疗效能。

13 脉冲射频对疱疹后神经痛疗效如何?

> 1999 年 9 月，一个天高云淡的日子，美丽的五羊城迎来来一个特殊的客人，来自英国伦敦的高斯医师。在学术交流会上，他向中国同行介绍了一种称为脉冲射频 (PRF) 的新技术。

与传统的射频方法相比，脉冲射频的主要优点，在于使用 20 毫秒 / 秒的脉冲电流，其控制电压＜ 40 伏，它的可控制温度＜ 42℃。而根据目前的研究资料表明，温度＜ 45℃时，不会损伤神经纤维。因此，将这项技术用于镇痛，就不必担心会损伤神经根。

高斯医生的讲解，给了中国同行很大的启发，脉冲射频技术逐步被用于治疗许多疼痛性疾病。

近年来，我国的一些学者，已经开始探讨脉冲射频对疱疹后神经痛的疗效，他们初步的观察结果是，疗效很明显。

特色疗法

 如何用针刺疗法治疗带状疱疹？

针刺疗法是以中医理论为指导，运用针刺防治疾病的一种方法，针刺止痛在我国已有数千年的历史。针刺疗法具有适应证广、疗效明显、操作方便、经济安全等优点，特别是对于疱疹后神经痛也具有较好的疗效。

针刺疗法治疗疱疹后神经痛的具体方法：可以按照皮肤损害发生的部位取穴，或者针刺阿是穴。也可以用耳针，在相应部位找刺痛点，间歇留捻20分钟，每2天1次，连用2～4周。

 什么叫蛇眼穴？如何定位？

带状疱疹又称蛇串疮，主要是因为带状疱疹常发生在患者的胸背部、腰腹部，呈带状或条索状分布，有点儿像蛇的模样。

所谓蛇眼又称蛇眼穴，就是指疾病初发时的几粒疱疹，常常位于患者的胸前部或腰腹部。另外还有蛇尾穴的说法，指的则是患者最新出现的几粒疱疹，常位于患者的腰背部。

蛇眼穴、蛇尾穴，在带状疱疹的针灸治疗中，具有一定价值。

 针刺治疗带状疱疹有什么新进展？

采用针刺疗法治疗带状疱疹，一直是众多皮肤病学者关注的热点。

●学者刘廷智根据皮疹分布部位，按其所属经脉选穴。比如，肝胆湿热者，取肝俞、胆俞、阳陵泉、太冲等穴位，脾虚湿盛者取脾俞，以醋酸泼尼松龙注射液0.5～1.0毫升加2%普鲁卡因注射液4～6毫升混合均匀，垂直刺入所选穴位。患者有酸、痛、麻等针感之后，将药液等量缓慢注入穴位，每天1次，轻者2～3次，重者4～5次，即可取得良好效果。

●学者张红霞等人，取患侧少商、商阳、少冲、少泽、关冲、厉兑、隐白、至阳、窍阴、大敦等穴位，常规消毒后，用三棱针快速刺入穴位，每穴出血不少于5滴，在皮肤损害周围用三棱针点刺数次，使其自然流血，配合拔罐、针刺，每天1次，4次为1疗程。

●学者卢希玲等人，根据患者疼痛部位大小，选用30号115～210寸毫针，以15°角从皮肤损害边缘，沿皮下由四周向中心浅针横刺，患者出现酸、痛、麻等针感之后行"平补平泻"手法，留针30分钟。同时在蛇眼穴、蛇尾穴上，按先眼后尾顺序，用0.2厘米厚蒜片各放黄豆大小艾柱施灸3壮。治愈率可达100%。

●学者付秀芹采用梅花针叩打带状疱疹皮肤损害部位，将疱疹打破，微出血，然后拔上火罐。治疗30例，结果全部痊愈。

●学者王燕用点刺拔罐法治疗带状疱疹，其方法是，在疱疹皮肤损害部位的边缘为准取穴，热盛型加双侧阳陵泉，阴盛型配双侧阴陵泉，气滞型配局部阿是穴，或在皮肤损害周围进行围刺，有效率达100%，治愈率可达80%以上。

 灸治带状疱疹有什么新进展？

有许多学者，采用灸法治疗带状疱疹，也取得了较好效果。

学者冯桥采用壮医药线灸治疗带状疱疹，取得了较好疗效。具体方法为：选取病灶边缘之疹粒，即蛇眼穴（初发的2～3颗疹粒），用2号线（用药泡制的苎麻线），行梅花型点灸，使线头圆火着穴，忌平按，每点1次火灸1壮，每天1次。

学者王盟采用艾灸法治疗带状疱疹，也取得了一定效果。具体方法为：取阿是穴，用厚约0.2厘米纱布覆盖，左手固定布面，右手持点燃的艾条，火头接触布面，绕疱疹周围向中心顺时针泻法灸治，艾灰敷于疱疹上，以局部皮肤灼热、舒适止痛为度，每次40分钟。结合循经取穴：发于头面部者取合谷、风池、大椎等；发于胸胁、背部者取期门、日月、委中、足三里等；发于腰部、臀部、股部、下肢者取足三里、阳陵泉、涌泉等。

学者高润华采用贴棉灸治疗带状疱疹。具体方法为：用一层薄而均匀的消毒棉球，敷于带状疱疹的起端至终端，用火点燃起端，迅速燃尽后用梅花针轻叩出血，再拔火罐拔出瘀血，每天1次，5次为1疗程。结果：治疗1～2个疗程，有效率为93.75%。

 推拿能治疗疱疹后神经痛吗?

说起推拿，总会给人一种很神秘的感觉。有时，腰部连续疼痛数天，痛苦难忍。推拿师轻轻一按、一揉，痛苦立马消失。于是，就会对推拿师产生很崇拜的感觉。

推拿法，是指以治疗、保健为目的，用手或肢体的其他部位，依照各种特定的技巧，在身体的特定部位或者腧穴、阿是穴等位置进行操作的方法。有学者报道，采用推拿的方法治疗疱疹后神经痛，具有一定效果。

对于轻症疱疹后神经痛，可以采用清板门、清天河水、揉小天心、推补脾经、开天门、推坎宫、运太阳等步骤。对于重症疱疹后神经痛，则可以采用清天河水、退六腑、揉一窝风、推脾经、运八卦等步骤。此法具有疏风清热、解毒养阴的功效。

 什么是火针疗法?

火针疗法，在我国古代被称为"焠刺""烧针"等，是将针在火上烧红后，快速刺入人体，以治疗疾病的方法。

在《灵枢·寿夭刚柔》一书中，有这样的记载："刺布衣者，以火焠之。"在张仲景的《伤寒论》中，有"烧针令其汗……火逆下之，因烧针烦躁者"等记载。直到唐代，医学大家孙思邈在《备急千金要方》中，才正式将这种方法定名为火针。在近代，火针使用一般有两种情况：一种是长针深刺，用来治疗瘰疬、象皮腿、痈疽等病症；另一种为短针浅刺，用于治疗带状疱疹、风湿疼痛、肌肤冷麻等病症。

 用火针疗法治疗带状疱疹时应注意哪些问题?

火针疗法是一种很特殊的治疗方法，对于许多疾病都有很好的效果。在治疗带状疱疹的过程中，需要注意以下问题：

由于采用火针治疗之后，局部有可能遗留小瘢痕，因此在面部应用火针一定要慎重。

对于血管和主要神经分布部位，也不适合施用火针。

在针刺之后，局部呈现红晕或者红肿未能完全消失时，应避免洗浴，以防局部发生感染。

如果在针后局部发痒，不能用手搔抓，以防感染。

孕妇及年老体弱患者，具有火热证候和局部红肿的患者，以及高血压病、心脏病、恶性肿瘤患者等，不适合采用火针疗法。

 神经根阻断麻醉疗法对疱疹后神经痛效果如何?

> 建国是我高中时的同班同学，当兵多年后，转业到武汉的一家单位工作。2个月前，他得了带状疱疹，经过治疗后，红斑、水疱已经消失，但一直疼痛。10天前，他住进了武汉市的一家大医院，医生告诉他，他得了疱疹后神经痛，决定给他行神经根阻断麻醉疗法。他心中有些不踏实，就打电话给我，问我这是咋回事?

老年人得了带状疱疹，如果治疗不及时，有时皮疹虽然已经消失，但疼痛可以持续很长时间。凡带状疱疹患者，如果皮疹已经消失，疼痛仍然存在，且持续时间超过1个月，即为疱疹后神经痛。这是一种常见的皮肤科顽症，而神经根阻断麻醉疗法，就能够较好地缓解这种神经痛。

神经根阻断麻醉疗法，就是采用局部麻醉药，如利多卡因、普鲁卡因等作皮内注药，或者在周围神经干、神经丛周围注射药物，从而阻断痛觉向中枢神经的传导。这种方法对大多数疱疹后神经痛都有一定疗效。

另外，早期使用神经根阻断麻醉疗法，可以缓解带状疱疹的急性疼痛，并减少疱疹后神经痛的发生机会。

最后，我在电话中告诉建国，要他一定要配合医生好好治疗，争取早日康复。

 9 为什么阿霉素能治疗疱疹后神经痛?

近年来，有国内学者采用阿霉素、长春新碱等抗肿瘤药治疗疱疹后神经痛，取得了明显的疗效。

研究发现，阿霉素这种药物，可以被机体的神经末梢吸收，并沿着神经纤维逆行运输至相应的神经细胞内，导致神经细胞变性、坏死。并且阿霉素对于脊髓背根神经节（DRG）具有很高的亲和性。

根据学者刘靖芷和郑宝森的报道，他们将 1% 阿霉素 0.2 毫升注射于家兔的坐骨神经内，能够对相应的背根神经节产生化学切除效果。随着阿霉素注射时间的延长，坐骨神经支配区域的疼痛感可逐渐减弱或消失。但是，对家兔下肢的运动功能却无不良影响。

10 鞘内给药治疗疱疹后神经痛靠谱吗?

> 我中学时的老校长退休之后，选择到北京的儿子家去发挥余热，这一去好几年，也没啥联系。前两天，突然给我打了电话，说 2 个月前得了带状疱疹，经治疗后皮疹好了，但疼痛一直很严重。到北京的一家大医院，皮肤科医生诊断为疱疹后神经痛，建议采用鞘内给药的方法。于是，他急忙打电话给我，问什么叫鞘内给药，这法子治疗疱疹后神经痛靠谱吗?

鞘内给药，属于神经阻滞疗法的范畴，就是将激素类药物注入神经鞘内，来治疗神经痛的一种方法。老校长的病属于疱疹后神经痛，用这种方法治疗是十分靠谱的。鞘内给药，主要是通过类固醇皮质激素的抗炎作用，降低脑脊液中某些炎症介质的水平，从而减轻细胞水肿和毒性反应，促使受累神经的修复，最终使疼痛获得缓解。

最后，我在电话中告诉老校长，鞘内给药是治疗神经痛的一种新方法。由于技术要求比较高，目前在国内只有少数大医院能够开展。我建议他勇敢地去试一试。

11 神经破坏术对疱疹后神经痛效果如何？

神经破坏术，就是采用化学和物理的手段导致机体神经纤维变性坏死，从而治疗疾病的一种方法。对于疱疹后神经痛患者，在采用各种方法效果不佳，或者疗效不能维持时，可以考虑采用神经破坏术。

乙醇、酚甘油及苯酚等是常用的神经毁损药物。另外，丝裂霉素、盐酸阿霉素等抗肿瘤药物，也可以导致神经纤维的变性坏死。

射频热凝毁损术是皮肤科界近年来新开展的一种神经破坏术。临床研究显示，射频热凝毁损术具有疗效显著、定位准确、并发症少、疼痛复发率低等优点。

12 何谓心理疗法？对疱疹后神经痛效果怎样？

心理疗法，包括患者所处的环境和生活条件的改善，周围人的语言作用，特殊布置和医师所实施的专门心理治疗技术等。

心理治疗的具体方法包括：暗示疗法、行为调整、生物反馈疗法、分散注意力疗法等，这些方法均以达到改善患者行为、感情、反应方式为目标。

因为疱疹后神经痛患者大多伴有焦虑、紧张、抑郁情绪，有些人还会出现异常人格特性，甚至自杀倾向，因此对他们进行心理干预和心理疏导是必要的，而且是有效的。

13 介入技术能治疗疱疹后神经痛吗？

> 周姐是我参加医疗援疆活动时认识的朋友。3个月前，她患了左侧腰部的带状疱疹，经治疗后皮疹消失了，但疼痛却一直没有很好控制。在当地医院用了许多办法，但效果总是不够满意。
>
> 前不久，她从网上看到，有专家说用介入技术治疗疱疹后神经痛，效果不错。她问我是否可以试一下？

目前介入技术已经用于医学的各类专科，如血管介入、心脏介入、神经介入等，已经成为比较成熟的技术，正在造福成千上万的患者。同时，许多的皮肤病学者也在探索，他们以现代微创、介入治疗技术，包括神经阻滞、臭氧治疗等，配合镇痛及抗抑郁等药物治疗疱疹后神经痛，取得了比较满意的效果。

根据观察，这种方法对于病程小于半年的患者效果较好，对于病程超过1年的患者疼痛控制则比较困难。

但是，这种技术对操作人员要求较高，并且有一定的风险性。一般的省会城市医院尚不能开展这项技术。因此我建议周姐，抽时间到北京的医院看看，或许能够解决她的问题。

预防和护理

 带状疱疹可以预防吗?

水痘和带状疱疹的预防问题，一直是各界群众关心的问题，也是相关学者关注的焦点。

目前，注射水痘 - 带状疱疹免疫球蛋白（VZIG），或者高效价的 VZV 抗体制品，能在一定程度上阻止新生儿、孕妇，以及免疫功能低下的接触者感染病毒，控制疾病的发展。这种制品可以在医院、学校等地应用，以预防疾病的暴发。

水痘减毒活疫苗，已经在德国、美国、日本等国家应用多年。免疫接种 1 岁以上，未患过水痘的儿童和成人，产生的特异性抗体，能在体内维持 10 年之久，保护率较高，为 68% ～ 100%。我国目前有些地区对 1 岁以上儿童也在尝试接种水痘疫苗，已取得了一定的预防效果。

 老年人应如何预防带状疱疹？

带状疱疹是一种中老年人多发的皮肤病。老年人要预防带状疱疹，应注意以下几点：

（1）锻炼身体，增强体质：老年人应坚持适当的户外活动或参加体育运动，以增强体质，提高机体的抗病能力。

（2）预防感染：在春秋季节，寒暖交替，老年人要适时增减衣服，避免受寒引起上呼吸道感染。此外，对于口腔、鼻腔部位的炎症应及时诊治。

（3）防止外伤：老年患者一举一动都需谨慎，注意避免发生外伤，避免接触毒性物质，以防伤害皮肤，影响身体健康。

（4）增加营养：老年人应注意补充新鲜的瓜果蔬菜，豆腐、豆芽等豆制品，以及鱼、蛋、瘦肉等富含蛋白质的食品。

 预防带状疱疹应注意什么？

带状疱疹是一种病毒感染引起的疾病，既有明确的病原体，也有一定的诱发因素。为预防带状疱疹的发生，应注意以下问题：

●要注意劳逸结合，生活规律。过度劳累，体力透支，皆可导致机体抵抗力下降。

●要适时增减衣服，注意保暖。气候多变，人体不能适应，很容易感染病毒。

●多喝水、多吃新鲜蔬菜和水果。避免进食辛辣刺激食物，如羊肉、葱、姜、蒜、辣椒等。

●平时多做运动，多锻炼身体，提高机体抗病能力。

 对带状疱疹患者应如何护理？

带状疱疹是一种很常见的皮肤病，有时病情还比较严重。因此对患者的护理是十分重要的。

（1）积极配合治疗：由于患者常有程度不同的疼痛感、全身不适、低热及食欲不振等症状。因此要提醒患者积极配合治疗，避免用手搔抓，以免加重病情。

（2）重症患者应卧床休息：为防止水疱压破，可取健侧卧位。床单被褥要保持清洁，内衣应勤换，而且应柔软，以防摩擦而使疼痛加剧。

（3）及时治疗缓解疼痛：疼痛剧烈之时，可以口服止痛药，也可用利多卡因在相应神经根做局部注射，常可迅速缓解疼痛。

带状疱疹患者在饮食方面要注意什么?

> 高中时的李老师得了带状疱疹,住进了当地医院。前两天他打电话给我,问得了带状疱疹,在饮食方面有什么要求?

带状疱疹是一种由病毒感染引起的皮肤病,常因患者身体的免疫力下降而患病。合理的饮食、充足的营养对于提升带状疱疹患者的抗病能力、促进疾病康复具有很重要的作用。

在电话中,我告诉李老师,在饮食方面他应注意以下几点:

●少吃肥甘油腻之品,如肥肉、糖果、糕点、牛奶等。这类食物多具滋腻、肥甘壅塞之性,容易使带状疱疹之湿热毒邪久留不去,病情迁延不愈。

●禁止食用辛辣刺激食物,如白酒、生姜、辣椒、羊肉及煎炸食物等。使用这些食品,容易助火生热,导致患者病情加重。

●少吃酸涩收敛的食物。酸涩收敛之品有豌豆、芡实、石榴、芋头、菠菜等。中医认为,带状疱疹多属情志不畅,肝气郁结,久郁化火,复感毒邪而致,故治疗应以行气活血祛瘀为主。而上述酸涩收敛之品,容易使气血不通,邪毒不去,导致疼痛加剧。

听了我的介绍,李老师表示一定要积极配合医生,做好饮食调理,争取早日康复。

 带状疱疹患者应如何预防继发感染?

有时,带状疱疹患者的皮肤损害创面会很大,预防创面的继发感染是控制病情的重要步骤。

●要积极治疗疱疹皮肤损害,防止破损、溃烂的发生。

●要注意选择高营养、容易消化的食物,以增强患者的抗病能力。

●要保持病室内空气清新,温度及湿度适宜。

●皮肤损害部位如果有破溃,应及时换药,保护创面不受感染。

● 要遵医嘱使用抗生素，以预防细菌感染。

● 要注意密切观察体温变化，并遵医嘱定期抽血查白细胞。

 眼带状疱疹患者如何护理？

眼带状疱疹是带状疱疹的重症类型，对这类患者的护理一定要重视。

在患者的角膜、结膜受累时，要注意做好眼部护理，嘱患者不宜终日紧闭双眼，应经常活动眼球。

在眼部分泌物较多时，可外用盐水冲洗眼部。如有角膜溃疡则禁用冲洗，可用棉签擦除分泌物，每日2～3次，以防止眼睑的粘连。

如果角膜部位疱疹有破溃的话，要防止眼球受压，滴药时动作一定要轻柔。

 在带状疱疹患者护理中如何缓解疼痛？

带状疱疹最主要的症状就是疼痛，疼痛的程度往往随年龄增大而加剧。如为老年患者则疼痛剧烈，甚至难以忍受。除了常规处理之外，在护理方面要注意以下几点：

● 要为患者创造一个安静舒适的环境，以利于休息。

● 在为患者进行治疗或检查时，动作要轻柔，防止刺激皮肤损害部位，增加疼痛感。

● 指导患者放松心情，多与人沟通交流，转移注意力，以减轻疼痛感。

● 如果患者疼痛剧烈，在给予镇痛药时，应注意观察药物的不良反应。

 带状疱疹患者应注意哪些问题？

得了带状疱疹，患者本人应注意以下问题：

● 不要过分紧张。部分患者皮肤上可能会出现大疱、血疱，甚至糜烂，但是请不要过分担心。如果治疗得当，通常14天左右即可痊愈。治愈之后疾病一般不会复发。

●要注意休息，增加营养。不要再为工作及家事操心，不要去做诸如看电视、玩手机及其他劳心烦神的事。

●要注意预防继发性的细菌感染。不要用手搔抓患处，避免水疱破裂。

●老年重症患者，特别是发生在头面部的带状疱疹患者，最好住院治疗，以防并发症的发生。

●在皮肤损害完全消失之后，部分患者仍会有局部的神经痛。此时，可请医生采取针灸、理疗等措施缓解疼痛。

●带状疱疹的发生，是患者身体免疫力低下的信号，应及时采取应对措施。

10 如何对带状疱疹患者进行皮肤护理?

带状疱疹是一种很常见的皮肤病，此病皮肤损害好发于患者的腰骶部、胸胁部、颈项部或头面部，面积通常比较广泛。因此，无论是医务人员，还是患者家属，对带状疱疹患者的皮肤护理都应该高度重视。

●如果皮肤损害仅仅为红斑、丘疹时，可用酞丁胺擦剂、阿昔洛韦软膏外用，每天3～4次；在皮肤损害处出现水疱或血疱时，可在无菌技术下抽取疱液，保留疱壁，再于皮肤损害处涂擦聚维酮碘、碘酊等，每天3～4次。如果出现继发性细菌感染，可外用红霉素软膏、莫匹罗星软膏，每天3次。

●对于水疱严重、创面广泛的患者，要及时消毒换药，防止继发感染。

●患者衣服要宽松、柔软，以免摩擦引起疼痛。

●在皮肤损害局部出现糜烂、渗出时，可给予湿敷。

●在进行各项操作时，应严格遵守无菌操作流程，防止继发性的细菌感染。

11 得了带状疱疹，家人该怎么办？

华森是我高中时的同学，当兵多年，后来落户到了广西南宁。今天早晨他打电话给我，说他的老父亲左侧头部突然长了许多小水疱，伴有发热，最高体温38.5℃，而且有严重的头痛症状。到当地医院就诊，医生诊断为带状疱疹，为患者开了一些抗病毒药物。华森问我，家人应该怎么办？

我告诉华森，带状疱疹是一种很常见的皮肤病，有时病情会很严重。因此需要注意：

●由于患者的患处疼痛，心情烦躁。家人应该为患者创造一个安静舒适的环境，让其好好休息。必要时，可以口服一些镇痛、神经营养药物。

●用毛巾蘸冷水，湿敷皮肤损害部位，可缓解患者紧张情绪，减轻神经痛。

●如果带状疱疹患处并发细菌感染，可外用抗生素制剂，如红霉素软膏或莫匹罗星软膏。

●应注意增加营养。应选高维生素、高蛋白质饮食，适当饮水，避免辛辣刺激食物。

●家中有儿童，应注意与患者隔离，以免将疾病传染给孩子。

听了我的介绍，华森连连表示感谢。他表示要好好配合医生，创造好的环境，帮助父亲早日康复。

12 带状疱疹患者出现发热应如何护理？

带状疱疹是一种病毒感染引起的疾病，发热是带状疱疹患者常见症状。

对于发热患者，护理时应注意：①要遵医嘱给予退热药。②如果体温超过39℃，则需要物理降温。③要随时擦干患者身体的汗液，更换汗湿的衣服和床单，防止寒冷侵袭，保持皮肤清洁干燥。

另外，对于年老体弱的患者，在大量出汗之后，要警惕虚脱的发生。

如何观察带状疱疹患者的病情变化?

带状疱疹患者有时病情比较复杂，需要密切观察其变化。

（1）观察皮肤损害情况：皮肤损害通常单侧分布，一般不超过身体正中线。如果皮肤损害呈泛发状，有血疱，而且患者精神状况差，提示机体免疫功能极度低下，应考虑体内有恶性肿瘤或其他疾病。

（2）观察体温：体温是患者病情转归的重要指标，应特别注意。如果患者体温持续升高，说明患者病情严重，需要立即对症处理。

（3）观察药物疗效及不良反应：抗病毒药物常选用阿昔洛韦、伐昔洛韦等，静脉滴注滴速不宜过快。要密切观察小便及患者自觉症状，如有无肾区胀痛等。

相关疾病鉴别

 单纯疱疹如何与带状疱疹进行鉴别？

单纯疱疹和带状疱疹都是由病毒感染引起的，局部皮肤损害均表现为红斑基础上簇集的水疱。但二者也有各自的特殊之处。

单纯疱疹，在临床上多表现为成群的水疱，好侵犯皮肤与黏膜交界处。此病常常伴有于发热及消化功能障碍的疾病，自觉有灼热和痒感，病程通常在1周左右。单纯疱疹具有反复发作的倾向。

带状疱疹常发生于中老年人，腰腹部、胸胁部、颈肩部和额部是常见的发病部位。皮肤损害常呈单侧条索状分布，为在红斑基础上簇集性的水疱，并伴有剧烈的疼痛。带状疱疹患者在痊愈之后，通常不会再次发作。

 水痘与带状疱疹有什么联系与区别？

水痘和带状疱疹，是由同一种病毒，也就是水痘－带状疱疹病毒感染所引起。两种疾病分别属于同一病理过程的不同阶段。

水痘，一年四季皆可发生，以春天或夏秋之交较为多见。儿童时期任何年龄皆可发病，以1～6岁的小儿发病率最高。主要表现为全身散在分布的绿豆大小水疱，周围有红晕。继之干燥结痂而愈。常分批发生。水痘好发于患儿的胸腹和腰背部、头面部，也可发生在口腔黏膜。常伴有发热、头痛等全身症状。这种病传染性很强，很容易造成流行。

带状疱疹，系因患者早年感染水痘－带状疱疹病毒，部分病毒遗留于神经组织内，后因过度劳累、发热、精神紧张等因素而被激活。此病多发于中老年人或者体弱多病的人。皮肤损害常常发生在患者的腰腹部、胸胁部、颈肩部以及头面部，主要表现为单侧发生的红斑、簇集的水疱，并伴有剧烈的神经痛。带状疱疹传染性较弱。痊愈之后，多数患者终生不再复发。

 三叉神经痛应如何与带状疱疹进行鉴别？

三叉神经痛和带状疱疹都可以表现为头面部的剧烈疼痛，有时需要进行鉴别。

面部带状疱疹是由病毒感染引起的皮肤病，好发于中老年人，头面部的三叉神经区是其好发部位之一。常表现为剧烈的神经痛。在其发病之前，有时会出现发热、咽痛、乏力等感冒症状，并可出现红斑、丘疹、水疱等皮肤损害。

三叉神经痛的疼痛有骤发骤停的特点，可以由说话、吃饭、洗脸、剃须、刷牙以及风吹等因素诱发，因此患者常精神萎靡不振，行动谨小慎微。带状疱疹则没有这些表现。

 他为何被误诊为肾结石及输尿管结石？

> 前不久，老家的叔叔突然出现了左侧腰部的剧烈疼痛。到当地医院的外科就诊，医生怀疑为肾结石及输尿管结石，就让他拍了个片子，还真发现了肾中有个结石。但是，在外科住了5天，结石打碎了，疼痛却一直没有缓解。于是家人直接将他送到省里的医院，让我帮忙找个专家看看。
>
> 我仔细给他做了检查，发现在他的左侧腰部出现几个红色的小丘疹。于是，我断定他是得了带状疱疹，并说服他住进了皮肤科病区。

带状疱疹的皮肤损害常发生在中老年患者的腰腹部，主要表现为条索状分布的红斑及簇集的丘疹、水疱，并伴有剧烈的疼痛。在未出疱疹之前，或者顿挫性带状疱疹，仅仅出现疼痛时，很容易被误诊为肾结石及输尿管结石。而叔叔的情况就是如此。

肾结石及输尿管结石除了剧烈的腰腹部疼痛之外，还可出现血尿、梗阻和感染。这些情况叔叔都没有。查出肾结石只是巧合，结石应该早已存在，只是没有出现症状。

后来，叔叔在皮肤科住了2周，病情痊愈，就高高兴兴地出了院。

 腰椎间盘突出症如何与带状疱疹进行鉴别？

带状疱疹常发生在患者的腰部，可以引起剧烈的疼痛。在未出现皮疹之前，或者发生顿挫性带状疱疹时，容易被误诊为腰椎间盘突出症。

但是，带状疱疹在发疹前可有发热、乏力等症状。在出现腰腹部疼痛的同时，多数伴有条索状红斑皮肤损害以及丘疹和水疱。

腰椎间盘突出症，除了出现腰部疼痛之外，还可以出现下肢的放射性疼痛。常表现为从下腰部向臀部、大腿后方、小腿外侧直到足部的放射痛，在喷嚏和咳嗽等腹压增高的情况下疼痛会加剧。另外，X线、CT检查，都可以迅速诊断腰椎间盘突出症。

 心绞痛如何与带状疱疹进行鉴别？

星期五上午，心内科病区的李医生，打电话请我去会诊。

我到了病房，见到了患者，这是一位62岁的女性。她告诉我，7天前的一个早晨，也不知道是啥原因，左侧胸背部突发疼痛，剧烈难忍。急忙来到心内科门诊就诊，值班医生给她做了心电图检查，提示有心肌缺血，随后将她以冠心病、心绞痛收进了病房。

住院3天，用了改善循环、营养心肌的药物，并未见病情有所减轻。却在左侧胸前部出现了几个水疱，并且迅速增多。于是，管床医师李医生请示科主任，主任指示请皮肤科来会诊一下。

我认真地给患者做了检查，发现在她的左侧乳房部位、背部有大片的红斑，上面密密麻麻的，都是绿豆大小水疱。患者看起来十分痛苦，略一活动，疼痛就会明显加重。

看完患者，我告诉医生，患者是得了带状疱疹。建议给患者开一些抗病毒药物、少量类固醇皮质激素、神经营养药物，配合红光治疗，必要时可转皮肤科治疗。

后来，患者没有转皮肤科，也没有再与我联系。我打电话给李医生，她说用了 3 天药物，患者的皮肤损害就开始结痂，疼痛也明显缓解。接着又住了 1 周，患者就痊愈出院了。

 胸膜炎如何与带状疱疹进行鉴别？

下午下班后，我应邀到呼吸科会诊。患者是一个 30 多岁的女子，2 天前突然发生前胸部的剧烈疼痛，遂来医院呼吸科就诊，并以胸膜炎收进了病房。

住院之后，医生询问病史，患者并无咳嗽、胸闷、呼吸困难等症状，做了胸部 X 线检查，未发现肺部阴影，也没有肋膈角变钝的情形。依照干性胸膜炎，给予抗生素等药物治疗，病情也未得到缓解。

我仔细询问了患者，在发病前 4 天，她曾有发热、头痛等症状，用感冒药物后症状缓解。现在患者前胸部有阵发性刺痛，但在用力呼吸或咳嗽时并无疼痛加重的表现。

根据发病过程及症状，结合胸部 X 线检查，我认为患者是得了带状疱疹。管床医生有些疑问，没有红斑、水疱等皮疹，怎能诊断为带状疱疹？我告诉他，患者可能会出现红斑、水疱，但这些"客人尚在来的路上"，或者不出现红斑、水疱皮肤损害，那可能是顿挫性带状疱疹。

最后，我建议给予患者抗病毒药物、少量类固醇皮质激素类药物，并配合红光治疗。先观察 3 天，看疗效如何？如有必要，可以考虑转入皮肤科病区。

8 胆囊炎如何与带状疱疹进行鉴别?

胆囊炎和带状疱疹，都可能引起右上腹部的剧烈疼痛，有时容易被混淆或误诊。

带状疱疹常发生在中老年人，在发病之前，常有发热、乏力等类似感冒的症状，随后多数患者会出现条索状红斑、丘疹和水疱等皮肤损害。

胆囊炎常伴有恶心呕吐、厌油腻等表现，有时还可出现黄疸。如果进行体格检查，患者的墨菲征是阳性的。

 9 肋间神经痛与带状疱疹怎样鉴别?

肋间神经痛多发于青壮年人群。疼痛由胸部到侧腹，或是由背部到侧腹，十分强烈。患者在转身、大声笑、深呼吸、打哈欠时，都会感到难以忍受的痛苦。

带状疱疹常见于中老年人。除了有剧烈的神经痛外，还有沿神经节段分布的红斑，以及簇集的丘疹和水疱。

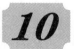 **10** 坐骨神经痛如何与带状疱疹进行鉴别?

带状疱疹如果发生在腰骶部位，也可以出现下肢部位剧烈的神经痛。此外，常伴有沿神经节段分布、呈条索状的红斑皮肤损害，红斑上有簇集的绿豆大丘疹及水疱。

坐骨神经痛除了有剧烈的神经痛之外，还可伴有坐骨神经支配区域的肌肉无力，甚至瘫痪。如果进行神经系统检测，则可以发现患者的坐骨神经牵拉征、拉塞格征是阳性的。

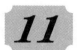 **11** 隐翅虫皮炎与带状疱疹有什么区别?

隐翅虫皮炎由毒隐翅虫引起。此病也可以出现条索状红斑、水疱，并且伴有剧烈的疼痛。因此需要和带状疱疹进行鉴别。

带状疱疹是一种由病毒感染引起的皮肤病。此病多发于中老年人，一年四季皆可发病，但以春季较为多见。带状疱疹的皮肤损害好发于患者的腰腹部、胸胁部、颈肩部和头面部，主要表现为沿神经节段分布的、条索状的红斑皮肤损害，上有簇集的丘疹和水疱，并伴有剧烈的神经痛。

隐翅虫皮炎常常发生在皮肤的暴露部位，夏秋季多发，任何年龄都可发生。皮肤损害广泛时，可以伴有明显的头晕、头痛、恶心等全身症状。

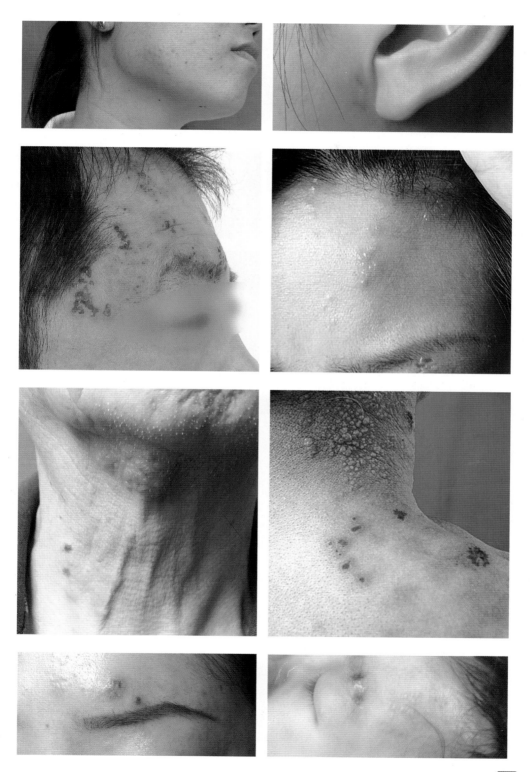

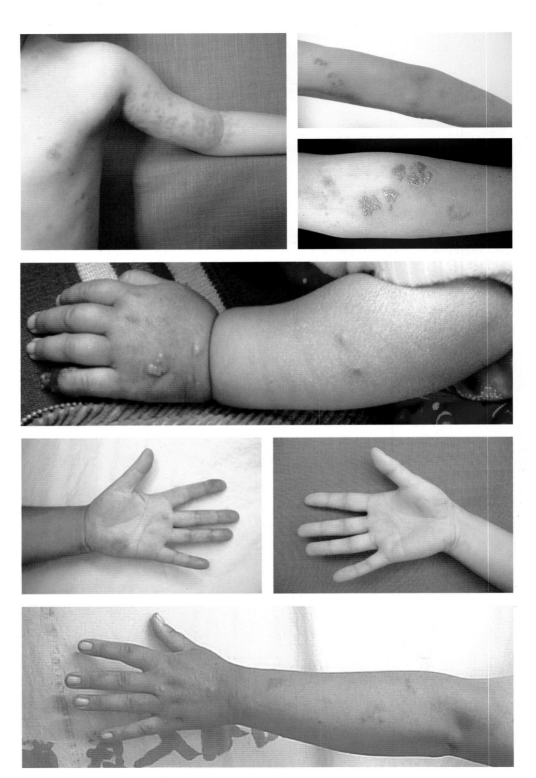

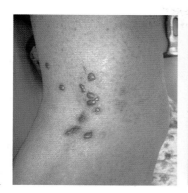
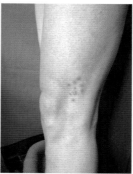
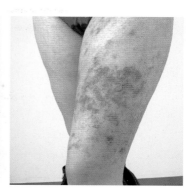
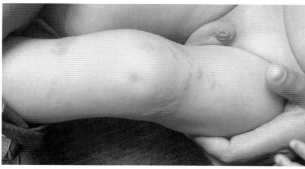
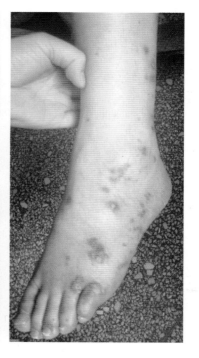
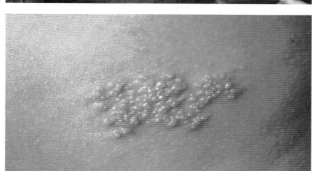
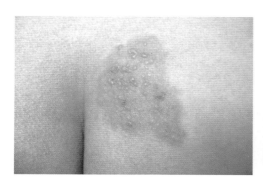
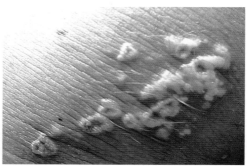

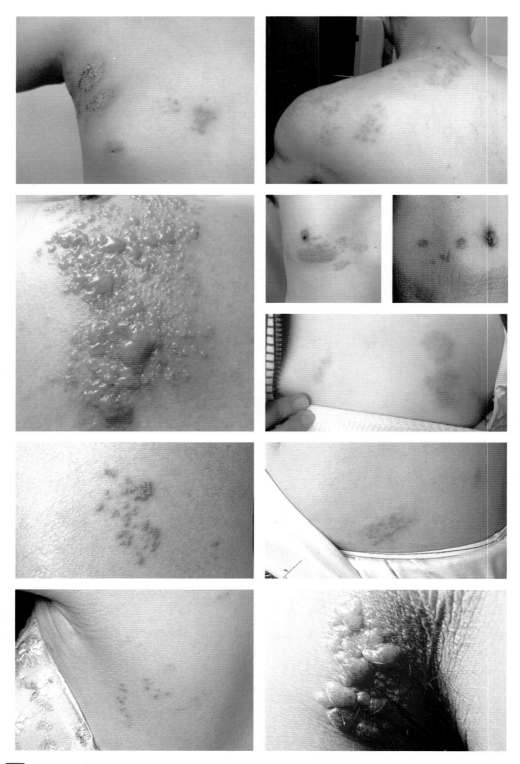